Lehmanns Media **LOB.de**

W0074202

Sabine Voigtländer
Sabine Hohenester
unter Mitarbeit von Christina Haag

Englisch im
klinischen Alltag

Kitteltaschenbuch für den Auslandsaufenthalt

Lehmanns Media **LOB.de**

Bibliografische Informationen der Deutschen Bibliothek:

Die Deutsche Bibliothek verzeichnet diese Publikation in der Deutschen Nationalbibliografie; detaillierte Daten sind im Internet über „*http://dnb.ddb.de*" abrufbar.

Sabine Voigtländer; Sabine Hohenester, unter Mitarbeit von Christina Haag
Englisch im klinischen Alltag
Lehmanns Media-LOB.de, Berlin 2007
ISBN 10: 3-936427-98-4
ISBN 13: 978-3-936427-98-1

Wichtiger Hinweis:
Die Medizin als Wissenschaft unterliegt einem ständigen Wandel und Wissenszuwachs. Autoren und Verlag haben größte Sorgfalt darauf verwandt, dass die Angaben - vor allem zu Medikamenten und Dosierungen - dem aktuellen Wissensstand entsprechen. Da jedoch menschliche Irrtümer und Druckfehler nie völlig auszuschließen sind, übernimmt der Verlag für derartige Angaben keine Gewähr. Jede/r ist aufgefordert, alle Angaben in eigener Verantwortung auf ihre Richtigkeit zu überprüfen.
Die Wiedergabe von Gebrauchsnamen, Warenbezeichnungen oder Handelsnamen in diesem Werk berechtigt auch ohne besondere Kennzeichnung nicht zu der Annahme, dass solche Namen im Sinne der Warenzeichen-Markenschutz-Gesetzgebung als frei zu betrachten wären und daher von jedermann benutzt werden dürfen.
Dieses Werk einschließlich aller seiner Teile ist urheberrechtlich geschützt. Jede Verwertung außerhalb der engen Grenzen des Urheberrechts ist ohne Zustimmung des Verlags unzulässig und strafbar.

Ohne die Mitarbeit von Sabine Hohenester, Dr. Christina Haag und Dr. Miriam Bredella hätte das vorliegende Buch nicht entstehen können.

Sabine Hohenester, die seit ihrem Abschluss am Sprachen- und Dolmetscher-Institut in München als freie Übersetzerin arbeitet, hat das Ausgangswerk („Spanisch im klinischen Alltag") mit viel Engagement, Fachkompetenz und nicht zuletzt Geduld ins Englische übersetzt.

Die Kapitel „Besonderheiten in englischen Krankenhäusern" und „Wie bewerbe ich mich in England?" hat Christina Haag beigesteuert. Nach dem Medizinstudium in München arbeitete Frau Haag als Psychiaterin am University College of London Hospital. Als Ärztin und Mutter viel beschäftigt, fand sie dennoch die Zeit, an diesem Buch mitzuarbeiten. Von ihren Beiträgen und ihren klugen und kritischen Fragen zu vielen Bereichen hat das Buch besonders profitiert.

Miriam Bredella, die als Fachärztin für Radiologie am Massachusetts General Hospital tätig ist und einen Lehrauftrag an der Harvard Medical School innehat, konnte wertvolle Anregungen und Tipps für den amerikanischen Sprachraum geben und hat wichtige Korrekturarbeit geleistet.

Ihnen allen sei an dieser Stelle herzlich gedankt!

München, im September 2006   Sabine Müllauer

Anmerkung:
(AE)   In den USA gebräuchlicher Ausdruck
(BE)   In England gebräuchlicher Ausdruck

INHALTSVERZEICHNIS

INDEX

ABKÜRZUNGEN – ABBREVIATIONS

Δ	Change	Veränderung
5W	Wound, Wind, Wounderdrug, Water, Walk	Quelle für postoperatives Fieber

A		
A&E	Accident and Emergency	Notaufnahme
A&O	Aware and Orientated	Wach und orientiert
A&W	Alive and Well	= In gutem / stabilem Zustand
ABE	Acute Bacterial Endocarditis	Akute bakterielle Endokarditis
ABG	Arterial Blood Gas	Arterielle Blutgasanalyse
Abx	Antibiotics	Antibiotika
ACLS	Advanced Cardiovascular Life Support	Pflichtkurs in erster Hilfe, fortgeschritten (AE)
ACU	Ambulatory Care Unit	Ambulanz
ADL	Activities of Daily Living	Tätigkeiten des Alltags
AD	Acute Distress	Akuter Stresszustand
AE	Apendectomy	Appendektomie
AFB	Acid Fast Bacilli	Säurefeste Stäbchen
Afib	Atrial Fibrilation	Vorhofflimmern
AGA	Appropriate Gestational Age	Zeitgerechte Entwicklung
AKA	Above-Knee Amputation	Oberschenkelamputation
AMA	Against Medical Advice	(Entlassung) Gegen ärztlichen Rat
AMI	Acute Myocardial Infarction	Akuter Herzinfarkt
ALS	Amyotrophic Lateral Sclerosis	Amyotrophe Lateralsklerose
AODM	Adult Onset Diabetes Mellitus	Altersdiabetes
AOM	Acute Otitis Media	Akute Mittelohrentzündung
ARF	Acute Renal Failure	Akutes Nierenversagen
asap	as soon as possible	so bald als möglich, sofort
ASD	Atrial Septal Defect	Vorhofseptumdefekt

B		
b/l	bilateral	bilateral
BAL	Bronchial and Alveolar Lavage	Bronchiallavage
BBB	Blood Brain Barrier	Blut-Hirn-Schranke
BC	Blood Culture	Blutkultur
BCP	Birth Control Pill	Antibabypille
BE	Barium Enema	Barium Einlauf
BHP	Benign Prostatic Hyperplasia	Benigne Prostatahyperplasie

1

BID	Twice a day	Zweimal täglich
BKA	Below-Knee Amputation	Unterschenkelamputation
BLS	Basic Life Support	Pflichtkurs in erster Hilfe, Basiskurs (AE)
BM	Bowel Movement	Peristaltik
BNF	British National Formula	Entspricht der Roten Liste
BOOB	Bronchiolitis Obliterans	Bronchiolitis obliterans
BP	Blood Pressure	Blutdruck
BR	Bed Rest	Bettruhe
BRP	Bathroom Privileges	Patient darf zur Toilette gehen (Im Ggs. zur Bettruhe)
BS	Bowel Sounds / Breath Sounds	Darmgeräusche / Atemgeräusche (je nach Kontext)
BT	Behavioural Therapy	Verhaltenstherapie
BUN	Blood Urea Nitrogen(e)	Blutharnstoff
Bx	Biopsy	Biopsie

C		
c	with	mit
C/C/E	Clubbing / Cianosis / Edema	Trommelschlegelfinger / Zyanose / Ödeme
CABG	Coronary Artery Bypass Graft	Bypass
CAD	Coronary Artery Disease	Koronare Herzkrankheit
CAT (-Scan)	Comput(eriz)ed axial tomography	Computertomographie
CBC	Complete Blood Cell Count	Blutbild
CBT	Cognitive Behavioural Therapy	Kognitive Verhaltenstherapie
CC	Chief Complaint	Leitsymptom
CCU	Coronary Care Unit	Kardiologische (Intensiv-) Station
CFU/ml	Colony Forming Units per ml	Kolonienbildende Einheiten pro ml
CHF	Congestive Heart Failure	Herzversagen
CK	Creatine Kinase	Creatininkinase
CNS	Central Nervous System	Zentrales Nervensystem
COPD	Chronical Obstructive Pulmonary Disease	Chronisch obstruktive Lungenerkrankung
CP	Chest Pain	Brustschmerzen
CPK	Creatine Phosphokinase	Creatin(in)phosphokinase
CRP	C-Reactive Proteine	C-reaktives Protein
CS	Cesarean Section	Kaiserschnitt
CSF	Cerebrospinal Fluid	Liquor
CT	Comput(eriz)ed Tomography	Computertomographie

CTA	Clear To Auscultation	Keine pathologischen Geräusche (bei der Auskultation)
CVA	Cerebrovascular Accident	Schlaganfall
CVN	Central Venous Nutrition	Zentralvenöse Ernährung
CVP	Central Venous Pressure	Zentralvenöser Druck
Cx	Culture	Kultur
CXR	Chest X-ray	Thorax-Röntgen

D

D/C	Discontinue	(Medikamentengabe) Beenden
DBP	Diastolic Blood Pressure	Diastolischer Blutdruck
DIC	Disseminated Intravascular Coagulation	Disseminierte intravasale Gerinnung
DKA	Diabetes Ketoacidosis	Diabetische Ketoazidose
DNR	Do Not Resuscitate	Nicht wiederbeleben
DOB	Date Of Birth	Geburtsdatum
DOE	Dyspnea On Exertion	Belastungsdyspnoe
DPT	Diphteria, Pertussis, Tetanus	Diphterie, Keuchhusten, Tetanus
DSM IV	Diagnostic and Statistical Manual	Entspricht dem ICD 10
DU	Duodenal Ulcer	Dünndarmgeschwür
DVT	Deep Venal Thrombosis	Tiefe Beinvenenthrombose
Dx	Diagnosis	Diagnose

E

EBL	Estimated Blood Loss	Geschätzter Blutverlust
EDC	Estimated Date of Confinement	Geschätzter Geburtstermin
EEG	Electroencephalogram	Elektroenzephalogramm
EENT	Eyes, Ears, Nose, and Throat	Augen, Ohren, Nase und Hals
EGA	Estimated Gestional Age	Geschätztes Gestationsalter
EGFR	Estimated Glomerular Filtration Rate	Geschätzte glomeruläre Filtrationsrate
EGD	Esophagogastroduodeno-scopy	Ösophagogastroduodenoskopie
ENT	Ears, Nose, and Throat	Ohren, Nase und Hals; Hals-Nasen-Ohren-
EOM	Extraocular Muscles	Äußere Augenmuskeln
EOMI	Extraocular Muscles Intact	Äußere Augenmuskeln intakt
ER	Emergency Room	Notaufnahme
ESR	Erythrocyte Sedimentation Rate	Blutkörperchensenkungsgeschwindigkeit
ESRD	Endstage Renal Disease	Terminale Niereninsuffizienz
ETOH	Alcohol	Alkohol

F

FBS	Fasting Blood Sugar	Nüchternblutzucker
FFP	Fresh Frozen Plasma	Fresh Frozen Plasma
FHx	Family History	Familienanamnese
FOBT	Fecal Occult Blood Test	Test auf okkultes Blut im Stuhl
FROM	Full Range of Motion	Voll beweglich
FUO	Fever of Unknown Origin	Fieber unbekannter Ursache
Fx	Fracture	Fraktur

G

GA	Gestational Age	Schwangerschaftsalter
GP	General Practitioner	Allgemeinarzt
GERD	Gastroesophageal Reflux Disease	Refluxkrankheit
GFR	Glomerular Filtration Rate	Glomuläre Filtrationsrate
GMC	General Medical Council	Entspricht der Ärztekammer (BE)
GU	Genitourinary	Urogenital-
GSW	Gunshot Wound	Schusswunde

H

H/O	History of	Zustand nach
HBP	High Blood Pressure	Bluthochdruck
HCT	Hematocrit	Hämatokrit
HEENT	Head, Ears, Eyes, Nose, and Throat	Kopf, Ohren, Augen, Nase und Rachen
HGL	Hemoglobin	Hämoglobin
HH	Hiatal Hernia	Hiatushernie
HNP	Herniated Nucleus Pulposus	Bandscheibenvorfall
H&P	History and Physical exam	Anamnese und körperliche Untersuchung
HPI	History of Present Illness	Aktuelle Beschwerden
HRS	Hepatorenal Syndrome	Hepatorenales Syndrom
HTN	Hypertension	Bluthochdruck
Hx	History	Anamnese

I

IBD	Irritable Bowel Disease	Reizdarmsyndrom
ICP	Intracranial Pressure	Schädeldruck
ICU	Intensive Care Unit	Intensivstation
I&D	Incision and Drainage	Inzision und Drainage
IUD	Intrauterine Device	Spirale

IUP	Intrauterine Pregnancy	(Intrauterine) Schwangerschaft
IV	Intravenous Line	Intravenöser Zugang
ivDA	Intravenous Drug Abuse	Intravenöse Drogenabhängigkeit

J

| **JVD** | Jugular Venous Distension | Halsvenenstauung |

K

| **KUB** | Kidney, Ureter, Bladder | Entspricht dem Abdomenröntgen (AE) |

L

LAB	Laboratory	Labor
LE	Lower Extremity	Untere Extremität
LBP	Low Back Pain	(Untere) Rückenschmerzen
LLE	Left Lower Extremity	Linke untere Extremität
LLQ	Left Lower Quadrant	Linker unterer Quadrant
LMP	Last Menstrual Period	Letzte Periode
LOC	Loss Of Consciousness	Bewusstseinsverlust
LVH	Left Ventricular Hypertrophy	Linksventrikuläre Hypertrophie

M

M	Murmur	(Herz-) Geräusch
MERSA	Methicillin Resistant Staphylococcus Aureus	Methicillinresistenter Staphylococcus aureus
M&M (Round)	Morbidity and Mortality (Round)	Morbiditäts- und Mortalitätskonferenz
MGR	Murmur, Gallop, Rub	(Herz-) Geräusch, patholog. Rhythmus, Reiben (bei Auskultation)
MI	Myocardial Infarction	Herzinfarkt
MIC	Minimal Inhibiting Concentration	Minimale inhibierende Konzentration
MMSE	Mini Mental State Examination	Mini Mental Status
MRC	Member of Royal College	Facharzt(prüfung) (BE)
MRI	Magnetic Resonance Imaging	Magnetresonanztomographie
MRSA	Methicillin Resistant Staphylococcus Aureus	Methicillinresistenter Staphylococcus aureus
MSE	Mental State Examination	Untersuchung des Geistes- zustandes
MVA	Motor Vehicle Accident	Auto- bzw. Verkehrsunfall

| **MSU** | Midstream Urine | Mittelstrahlurin |

	N	
N,V,D	Nausea, Vomiting, Diarrhea	Übelkeit, Erbrechen, Durchfall
NAD	No Apparent Distress	Kein erkennbarer Stress
NHS	National Health Services	Staatliches Gesundheitswesen (BE)
NIH	National Insitutes of Health	Gehört zum US-Gesundheitsministerium und ist zuständig für die Durchführung und die Unterstützung medizinischer Forschung
NPH	Normal Pressure Hydrocephalus	Normaldruckhydrocephalus
NPO	Nothing Per Os	Nüchtern
NSAID	Nonsteroidal Anti-Inflammatory Drugs	Nichtsteroidale Antiphlogistika
NSD	Normal Spontaneous Delivery	Normale spontane Geburt
NSR	Normal Sinus Rhythm	Normaler Sinusrhythmus
NSVD	Normal Spontaneous Vaginal Delivery	Normale spontane vaginale Geburt
NT	Not Tested	Nicht untersucht

	O	
O&P stool	Ova and Parasites (in stool)	(Untersuchung auf) Wurmeier und Parasiten (im Stuhl)
OBS	Organic Brain Syndrome	Organisches Hirnsyndrom
OCD	Obsessive-Compulsive Disorder	Zwangsstörung
OD	Overdose	Überdosis
OLT	Organic Liver Transplantation	Lebertransplantation
OMS	Organic Mental (Brain) Syndrome	Hirnorganisches Psychosyndrom
oob	out of bed	aufgestanden
OR	Operating Room	Operationssaal
OT	Occupational Therapist	Ergotherapeut
OT	Operation Theatre	Operationssaal

	P	
PCA	Patient Controlled Analgesy	Patientenkontrollierte Analgesie
PCO	Polycistic Ovaries	Polyzystische Ovarien
PD	Peritoneal Dialysis	Peritonealdialyse
PE	Pulmonary Embolism	Lungenembolie
PERRLA	Pupils Equally Round and Reactive to Light and Accomodation	Pupillen gleich rund und reaktiv auf Licht und Akkomodation

PHx	Past History	Anamnese
PI	Present Illness	Aktuelle Erkrankung
PIC	Peripherally Inserted Central Line	Intravenöser Zugang
PID	Pelvic Inflammatory Disease	(Aszendierende) Adnexitis
PLT	Platelets	Thrombozyten
PMH	Past Medical History	Anamnese
PMI	Point of Maximal Impulse	Punctum Maximum (bei der Herzauskultation)
PND	Peripheral Nerval Disease	Erkrankung der peripheren Nerven
PPD	Purified Protein Derivative (Montoux-Test)	Test nach Mendel-Montoux
PQRST	Palliatic, Quality, Radiation, Severity, Timing	Schmerzqualifikation: Was lindert die Schmerzen? Wie ist der Schmerz? Strahlt er aus? Wie stark sind die Schmerzen und wann treten sie auf?
prn	As needed	Bei Bedarf
PR	Patient Report	Patientenakte
PROM	Premature Rupture of Membranes	Vorzeitiger Blasensprung
PSS	Progressive Systemic Sclerosis	Sklerodermie, progressive systemische
Pt	Patient	Patient
PTA	Prior To Admission	Vor der Aufnahme
PUD	Peptic Ulcer Disease	Magengeschwür
PVD	Peripheral Vessel Disease	Periphere Gefäßerkrankung

Q

q	Every	jede(n)
qd	Every day	Jeden Tag
qh	Every hour	Jede Stunde
qhs	Every night	Jeden Abend
qid	Four times a day	Viermal täglich
ql	As needed	Bei Bedarf
qod	Every other day	Jeden zweiten Tag
qoh	Every other hour	Jede zweite Stunde

R

r/o	rule out	ausschließen
RBC	Red Blood Count	Erythrozytenzahl
RC	Royal College	Entspricht Fachverbänden der verschiedenen Fachrichtungen (BE)

RDS	Respiratory Distress Syndrome	Atemnotsyndrom
RL	Ringer´s Lactate	Ringerlösung
RLE	Right Lower Extremity	Rechte untere Extremität
RLQ	Right Lower Quadrant	Rechter unterer Quadrant
ROS	Review Of Symptoms	Überblick über Symptome
RR	Respiratory Rate	Atemfrequenz
RRR	Regular, Rhythm, Rate	Regelmäßig, Rhythmisch, (Normale) Frequenz
RUE	Right Upper Extremity	Rechte obere Extremität
RUQ	Right Upper Quadrant	Rechter oberer Quadrant

S

ś	without	ohne
S/P	Status post	Zustand nach
SBP	Systolic Blood Pressure	Systolischer Blutdruck
SAB	Spontaneous Abortion	Spontaner Abort
SAH	Subarachnoideal Hemorrhage	Subarachnoidal-Blutung
SBE	Subacute Bacterial Endocarditis	Subakute bakterielle Endokarditis
SEM	Systolic Ejection Murmur	Systolisches Herzgeräusch
SHO	Senior House Officer	Arzt in der Facharztausbildung (BE)
SHx	Social History	Sozialanamnese
SIDS	Sudden Infant Death Syndrome	Syndrom des plötzlichen Kindstodes
SMA	Sequential Multi-Channel Analysis	Labortest für Elektrolyte
SOAP (**-Notes**)	Subjective, Objective, Assesment, Plan	Zusammenfassung bei Aufnahme des Patienten: Subjektiv (Beschwerden), Objektiv (Untersuchung), Beurteilung (Diagnose), Plan (Therapie) (AE)
SOB	Shortance Of Breath	Atembeschwerden
SR	Special Registrar	Facharzt (BE)
stat	immediately	sofort
STD	Sexually Transmitted Disease	Geschlechtskrankheit
SVD	Spontaneous Vaginal Delivery	Spontane vaginale Entbindung

T

TAH	Total Abdominal Hysterectomy	Hysterektomie (abdominal)
TB	Tuberculosis	Tuberkulose
TCU	Transitional Care Unit	Wachstation
TEE	Transesophageal Echo	Transösophageales Echo

TFT	Thyroid Function Test	Schilddrüsenfunktionstest
TIBC	Total Iron Binding Capacity	Totale Eisenbindungskapazität
TID	Three times a day	Dreimal täglich
TIPS	Transjugular Intrahepatic Portocaval Shunt	Transjugulärer, intrahepatischer, portocavaler Shunt
TPN	Total Parental Nutrition	Vollständig parenterale Ernährung
TVH	Total Vaginal Hysterectomy	Hysterektomie (vaginal)

U

U/A	Urine Analysis	Urinanalyse
URI	Upper Respiratory Infection	Infektion der oberen Atemwege
US	Ultrasound	Ultraschall
UTI	Urinary Tract Infection	Harnwegsinfekt

V

VC	Vital Capacity	Vitalkapazität
VD	Venereal Disease	Geschlechtskrankheit
VREF	Vancoresistent Enterococcus Faeces	Vancoresistenter Enterococcus
VS	Vital Signs	Vitalparameter
VSD	Ventricular Septal Defect	Ventrikelseptumdefekt
VSS	Vital Signs Stable	Vitalparameter stabil

W

WNL	within normal limits	im Normbereich
WBC	White Blood Count	Leukozytenzahl
WCC	White Cell Count	Leukozytenzahl

9

ALLGEMEINE BEGRIFFE – GENERAL TERMS

Die Zahlen	The numbers
0	Zero
1	One
2	Two
3	Three
4	Four
5	Five
6	Six
7	Seven
8	Eight
9	Nine
10	Ten
11	Eleven
12	Twelve
13	Thirteen
14	Fourteen
15	Fifteen
16	Sixteen
17	Seventeen
18	Eighteen
19	Nineteen
20	Twenty
21	Twenty-one
22	Twenty-two
23	Twenty-three
24	Twenty-four
25	Twenty-five
30	Thirty
31	Thirty-one
32	Thirty-two
40	Forty
50	Fifty
60	Sixty
70	Seventy
80	Eighty
90	Ninety
100	One hundred

110	Hundred (and) ten
120	Hundred (and) twenty
200	Two hundred
300	Three hundred
500	Five hundred
800	Eight hundred
900	Nine hundred
1,000	One thousand
2,000	Two thousand
10,000	Ten thousand
1 000,000	One million
Halb	Half
Ein Drittel	One third
Ein Viertel	One quarter
Ein Mal	Once
Zwei Mal	Twice
Drei Mal	Three times
Erste(r)	First
Zweite(r)	Second
Dritte(r)	Third
Vierte(r)	Fourth
Fünfte(r)	Fifth
Sechste(r)	Sixth
Siebte(r)	Seventh
Achte(r)	Eigth
Neunte(r)	Ninth
Zehnte(r)	Tenth
Elfte(r)	Eleventh

Das Datum / The date

3. Mai 1987	May the third, 1987
16. August 1998	The sixteenth of August, 1998
10. August 2005	8/10/2005[1], August tenth, 2005

Die Zeiten / The times

Sekunde, f.	Second

---

[1] Im amerikanischen wird das Datum oft in dieser Form angegeben: MM/TT/JJJJ

Minute, f.	Minute
Stunde, f.	Hour
Tag, m.	Day
Woche, f.	Week
Diese Woche	This week
Nächste Woche	Next week
Letzte Woche	Last week
Monat, m.	Month
Jahr, n.	Year
Morgen, m.	Tomorrow
Am Morgen	In the morning
Am Mittag	At midday; At noontime
Um Mitternacht	At midnight
Am Nachmittag	In the afternoon
Am Abend	In the evening
In der Nacht	At night
Heute	Today
Gestern	Yesterday
Vorgestern	The day before yesterday
Morgen	Tomorrow
Bald	Soon
Später	Later
Vor kurzer Zeit	Recently; A short while ago
Vor langer Zeit	A long time ago
Währenddessen	Meanwhile

Die Monate / The months

Januar	January
Februar	February
März	March
April	April
Mai	May
Juni	June
Juli	July
August	August
September	September
Oktober	October
November	November
Dezember	December

Die Wochentage | The days of the week

Montag	Monday
Dienstag	Tuesday
Mittwoch	Wednesday
Donnerstag	Thursday
Freitag	Friday
Samstag	Saturday
Sonntag	Sunday

Maßeinheiten und Gewichte | Weights and measures

Volumen, n.	Cubic measure; Volume
Kubikzentimeter, m.	Cubic centimetre (BE) / centimeter (AE)
Deziliter, m.	Decilitre (BE); Deciliter (AE)
Liter, m.	Litre (BE); Liter (AE)
Gewicht, n.	Weight
Gramm, n.	Gram(me)
Kilogramm, n.	Kilogram(me)
Mikrogramm, n.	Microgram(me)
Milligramm, n.	Milligram(me)
Weite, f.	Width
Umfang, m.	Breadth; Circumference
Größe, f.	Height
Länge, f.	Length
Zentimeter, m.	Centimetre (BE); Centimeter (AE)
Meter, m.	Metre (BE); Meter (AE)
Millimeter, m.	Millimetre (BE); Millimeter (AE)
Menge, f.	Amount
Einen Esslöffel voll	One spoonful
Einen Teelöffel voll	One teaspoonful

Die Farben | The colo(u)rs

Schwarz	Black
Blau	Blue
Braun	Brown
Grün	Green
Grau	Grey
Rot	Red

Weiß	White
Gelb	Yellow
Orange	Orange

Wichtige Adjektive — Important adjectives

Nass	Wet
Feucht	Humid
Trocken	Dry
Heiss	Hot
Warm	Warm
Kalt	Cold; Cool
Weich	Soft
Rauh	Rough
Hart	Hard
Lebendig	Alive
Tot	Dead
Gesund	Healthy
Krank	Ill
Dick	Thick
Dünn	Thin
Mager	Meagre (BE); Meager (AE)
Flach	Flat
Erhaben	Elevated
Groß	Big
Klein	Small
Schwach	Weak
Stark	Strong
Lang	Long
Kurz	Short
Schwer	Heavy
Leicht	Light
Dunkel	Dark
Hell	Bright
Hoch	High
Niedrig	Low
Lokalisiert	Localised (BE) / Localized (AE)
Generalisiert	Generalised (BE) / Generalized (AE)

BESONDERHEITEN IN AMERIKANISCHEN KRANKENHÄUSERN - PECULIARITIES IN AMERICAN HOSPITALS

Hierarchiestufen in einem amerikanischen Krankenhaus

Student	Student
Intern	Arzt im ersten Jahr der Facharztspe-zialisierung, entspricht etwa dem AiPler
Resident	Assistenzarzt in der Facharztausbildung
Fellow	Spezialisierung nach der Facharztausbildung
Attending	Oberarzt
Chairman	Chefarzt
Nurse	Krankenschwester
Technologist	MTA

Maßeinheiten und Gewichte im amerikanischen System

Temperatur	Temperature
Umrechnungsfaktor:	Celsius = (F - 32) x 5/9
	Fahrenheit = (C x 9/5) + 32

Umrechnungstabelle Grad Celsius – Grad Fahrenheit

°C	°F	°C	°F	°C	°F	°C	°F
-10	14.0	35,6	96.1	37,8	100.0	40,0	104.0
-5	23.0	35,8	96.4	38,0	100.4	40,2	104.4
-1	30.2	36,0	96.8	38,2	100.8	40,4	104.7
0	32.0	36,2	97.2	38,4	101.1	40,6	105.1
1	33.8	36,4	97.5	38,6	101.5	40,8	105.4
5	41.0	36,6	97.9	38,8	101.8	41,0	105.8
10	50.0	36,8	98.2	39,0	102.2	41,2	106.2
30	86.0	37,0	98.6	39,2	101.5	41,4	106.5
35,0	95.0	37,2	99.0	39,4	101.8	41,6	106.9
35,2	95.4	37,4	99.3	39,6	103.3	41,8	107.2
35,4	95.7	37,6	99.7	39,8	103.6	100	212.0

15

Gewicht	Weight
1 kg	= 2.204 pound
100 g	= 3.5 ounces
= 0,454 kg = 453,6 g	1 pound (lb)
= 28,4 g	1 ounce (oz)

Länge	Length
1km	= 0.6 mile
1 m	= 3.28 feet
1cm	= 0.3937 inch
= 1,6 km	1 mile = 5,280 feet
= 0,3 m = 30,5 cm	1 foot
= 2,54 cm = 25,4 mm	1 inch

Flüssigkeiten	Liquids
1 Liter	= 1.06 quarts = 2.1 pints
100 ml	= 3.38 fluid ounces
= 0,94 Liter = 946,4 ml	1 quart
= 0,47 Liter = 473,2 ml	1 pint
= 30 ml	1 fluid ounce
= 15 ml	1 tablespoon
= 5 ml	1 teaspoon

Anweisungen zur Einnahme von Medikamenten	
qd	täglich
qhs	jeden Abend
bid	zwei Mal pro Tag
tid	drei Mal pro Tag
qid	vier Mal pro Tag
qod	jeden zweiten Tag; alternierend
qoh	jede zweite Stunde
qh	jede Stunde
ql	nach Bedarf
prn	nach Bedarf
d/c	discontinue, d.h. Medikamenteneinnahme beenden

Besonderheiten bei der Anamnese und der körperlichen Untersuchung

Die **SOAP-Notes** sind eine Zusammenfassung der Untersuchung des Patienten. Sie beschreiben grob Anamnese, körperliche Untersuchung, Verdachtsdiagnose und weiteres Vorgehen:

S = **S**ubjective	Subjektive Einschätzung, d.h. Welche Beschwerden hat der Patient?
O = **O**bjective	Objektive Beurteilung, d.h. Was ergibt die körperliche Untersuchung?
A = **A**ssessment	Einschätzung, d.h. Welche Verdachtsdiagnose wird gestellt?
P = **P**lan	Plan, d.h. Wie sieht das weitere Vorgehen aus?

CAGE-Questionnaire zum Trinkverhalten (nach Ewing, J.A.: JAMA 252:1905, 1984)

C	„Have you ever felt you ought to **C**ut down on drinking?"	„Haben Sie sich schon mal überlegt, dass Sie mit dem Trinken aufhören müssten?"
A	„Have people **A**nnoyed you by criticizing your drinking?"	„Haben Sie sich über Leute geärgert, die Ihr Trinkverhalten kritisiert haben?"
G	„Have you ever felt bad or **G**uilty about your drinking?"	„Haben Sie sich auf Grund Ihres Trinkens schon schlecht oder schuldig gefühlt?"
E	„Have you ever had a drink first thing in the morning to steady your nerves or get rid of a hangover (**E**ye-opener)?"	„Haben Sie jemals gleich morgens etwas getrunken, um Ihre Nerven zu beruhigen, oder einen Kater zu bekämpfen?"

(Interpretation: Vier bejahte Antworten sind pathognomonisch für Alkoholismus, mehr als zwei positive Antworten weisen auf ein Alkoholproblem, bzw. möglichen Alkoholismus hin)

ABC-DAVID als Eselsbrücke (Mnemonic) für die Dokumentation der Anweisungen (Admission orders)

A - **A**dmit to	Indicate ward patient is being admitted, attending physician (for example: CCU, Attending. Dr. X, Intern: Dr. Y)
B - **B**ecause	Admitting diagnosis
C – **C**ondition	Stable, fair, poor, critical
D – **D**iet	Regular, clear liquids, low sodium…
A - **A**llergies	Foods, drugs…
Activities	As tolerated, bed rest
V - **V**ital signs	Frequency and special nursing orders (for example: VS & neurologic signs q4h)
I – **I**V Fluids	Lactated Ringer´s solution, normal saline 0.9%, dextrose…
D - **D**iagnostic tests	Labs, X-ray, EKG, etc.
Drugs	Medication, dose and frequency

Wichtige Abkürzungen bei der Dokumentation der Befunde

A&O	Aware and Orientated	Wach und orientiert
A&W	Alive and Well	= In gutem / stabilem Zustand
CC	Chief Complaint	Leitsymptom
CTA	Clear To Auscultation	Keine pathologischen Geräusche
DOB	Date Of Birth	Geburtsdatum
Dx	Diagnosis	Diagnose
EOMI	Extraocular Muscles Intact	Äußere Augenmuskeln intakt
H/O	History of	Zustand nach
H&P	History and Physical exam	Anamnese und körperliche Untersuchung
HEENT	Head, Eyes, Ears, Nose, (Mouth) and Throat	Kopf, Augen, Ohren, Nase (Mund) und Rachen
HPI	History of Present Illness	Aktuelle Beschwerden
PERRLA	Pupils Equally Round and Reactive to Light and Accomodation	Pupillen gleich rund und reaktiv auf Licht und Akkomodation
PMH	Past Medical History	Anamnese
PTA	Prior to Admission	Vor der Aufnahme
ROS	Review of Symptoms	Überblick über Symptome
S/P	Status post	Zustand nach
SHx	Social History	Sozialanamnese
VSS	Vital Signs Stable	Vitalparameter stabil

Dokumentation der Laborwerte - Die Elektrolyte[2]

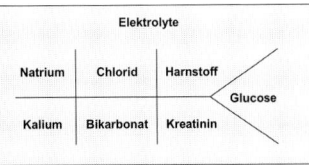

Dokumentation der Laborwerte - Das Blutbild[2]

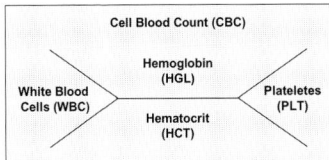 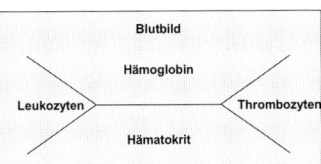

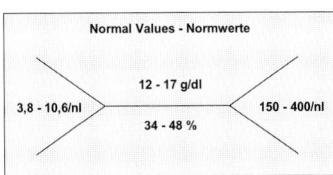

---

[2] Die genannten Normwerte können je nach Krankenhaus und Labor abweichen

19

Beispiel für die Gliederung einer

ANAMNESE

Chief Complaint

Reason for seeking medical attention; when possible, stated in patient's own words

Present Illness

Chronologic narrative of the patient's medical problems, including description of symptoms and pain: Timing (onset, duration, frequency), quality (deep, sharp, stinging), quantity or severity, location, aggravating or relieving factors, associated manifestations, prior investigations, prior treatment and radiation to another site

Past Medical History

General state of health, significant childhood illnesses, prior hospitalizations (medical or surgical), blood transfusions and traumas

Allergies

Foods, drugs. Description of allergic reaction

Current medications

Dose, frequency and duration of present drug regimen, including all non-prescription drugs

Habits

Cigarette smoking (quantity in pack years); Alcohol usage; Drug addiction

Social history

Marital status; home situation; significant others; Occupational history, Religious beliefs relevant to health, Sexual preference, if relevant to health

Family History

Age and health status or age and cause of death of each immediate family member. Family history of diabetes, heart diseases, hypertension, asthma, allergies, arthritis, cancer, tuberculosis, mental disorders or any hereditary conditions

Review of symptoms:

- General: Overall state of health, usual weight, recent weight change, fever, night sweats, sleeping habits, appetite

- Skin: Pruritus, rashes, color change, pigmentation

- Eyes: Vision, visual disturbances, last eye exam

- Ears: Hearing, tinnitus, vertigo, infections, discharge

- Nose and sinuses: Epistaxis, nasal stuffiness, sinusitis, sense of smell

- Mouth and throat: Condition of teeth, last dental exam, presence of sore throat or mouth lesions

- Neck: Lumps, "swollen glands", pain in neck region

- Breasts: Pain, history of lumps, bleeding, nipple discharge, if female: Is self-exam performed?

- Cardiac: Palpitations, chest pain, orthopnea, nocturia, edema, heart rmurs, history of high blood pressure

- Respiratory: Cough, sputum (quantity, color), wheezing, shortness of breath, pain associated with breathing

- Gastrointestinal: Abdominal pain, nausea, vomiting, change in bowel habits, constipation, diarrhea, increased girth

- Genitourinary: Dysuria, frequency, urgency, discharges, venereal diseases, libido, sexual problems, bleeding

- Gynecologic / reproductive: Last menstrual period, frequency and duration of periods, age at menarche, age at menopause, number and complications of pregnancies, contraception

- Musculoskeletal: Weakness, arthritis, gout, joint pains, swelling or stiffness, muscle cramps

- Neurological: Vertigo, headache, syncope, seizures, paralysis / paresis, weakness

- Psychiatric: Psychiatric care, suicidal ideation, extreme mood changes, insomnia, anxiety

- Endocrine: Heat or cold intolerance, polydypsia, polyuria, polyphagia

- Hematologic: Easy bruising, transfusion reactions, excessive bleeding, history of anemia

Beispiel für die Dokumentation einer

KÖRPERLICHEN UNTERSUCHUNG

General description: The patient is a 42-yr-old white female who looks her stated age; she appears to be well nourished, and seems in a good state of health

Vital Signs:
- Temperature: 36.9 °C
- Blood pressure: 120/80
- Pulse: 72
- Respirations: 15

Skin: The skin is warm and dry; turgor is adequate; colour is normal. No icterus, purpura, rash, or unusual pigmentation. Hair is normal in appearance, distribution, and texture

Lymph nodes: No cervical, supraclavicular, axillary, epitrochlear, or inguinal adenopathy

Head, eyes, ears, nose, (mouth) and throat (HEENT):
- **Head:** Normocephalic and atraumatic; no lesions
- **Eye:** Cornea is without lesions, conjunctiva is clear, sclera is white. Pupils are equal, round, and reactive to light and accommodation (PERRLA), measuring approximately 3 mm in diameter. Extraocular muscles intact (EOMI), no nystagmus or strabismus. Fundi appear benign. Disks are well delineated. No hemorrhages or exsudates. Visual fields are within normal limits
- **Ears:** Normal in appearance. Auditory canal appears clean and without lesions. The tympanic membranes are intact. Hearing is adequate
- **Nose:** Septum appears to be within normal limits and without deviation. Nasal mucosa appears pink and without any abnormal discharge. No nasal polyps or other lesions. Frontal and maxillary sinuses are nontender
- **Mouth and throat:** Lips are without cyanosis and pallor. Buccal mucosa is normal in appearance. Teeth appear to be in good condition. Tongue shows no lesions or tremor. Pharyngeal mucosa is pink and without any lesions, exudates, erythema or evidence of inflammation

Neck: Neck is supple. Full range of motion (FROM). No evidence of tracheal deviation, jugular venous distention, or lymphadenopathy. Carotid pulses are 2+, equal bilaterally, and without bruits. Carotid upstroke is within normal limits. Thyroid gland is normal in size; No nodules or masses

Breasts: Breasts are symmetric and have a normal contour. Skin is of normal colour and appearance; no edema, ulceration, or erythema. Nipples are of normal size and shape; No nipple retraction, ulceration or discharge. Palpation does not reveal any tenderness or masse

Chest: Thorax is symmetric. Full expansion bilaterally; AP diameter is within normal limits

Lungs: Fremitus is equally bilaterally. Lung fields are resonant throughout. Normal breath sounds and voice sounds. No rales or rhonchi

Heart: Palpation reveals no heaves or thrills. Point of maximum impulse (PMI) is medial to the midclavicular line, fourth intercostal space. Auscultation reveals S1, S2 of normal intensity. No murmur, gallop, rub (MGR). Heart rate is approximately 72 beats / minute and rhythm is regular

Abdomen: Abdomen is of normal size and contour. No capillary dilatations, skin lesions, or surgical scars. Normoactive bowel sounds (BS) and no abdominal bruits. No abdominal tenderness, guarding, or masses. Liver edge is approximately 1 inch below the right costal margin; it is firm, sharp, and smooth. The liver percusses to approximately 8 to 10 cm in total span. The spleen is not palpable

Genitalia: Normal distribution of pubic hair. Clitoris and labia are without lesions. Internal examination with speculum reveals normal vaginal wall. The cervical os is well visualized. No lesions or discharges. A specimen was obtained for cervical cytology. Bimanual exam reveals no cervical tenderness or masses. Uterus and ovaries are nontender and of normal size

Rectal exam: No external anal lesions. Sphincter tone is normal. No internal or external hemorrhoids. Rectal mucosa appears normal, and no nodules or masses present. Stool is brown and fecal occult blood test (FOBT) is negative

Inguinal area: No lymphadenopathy. Femoral pulses are 2+ and equal bilaterally. No femoral bruits

Extremities: There is no clubbing, cyanosis, or edema. Brachial, radial, popliteal, dorsalis pedis, and posterior tibialis pulses are 2+ and equal bilaterally. No joint deformities and full range of motion (FROM). No bone, joint, or muscle tenderness noted

Back: Spinal curvature is normal; no scolisosis, kyphosis, or tenderness present. Full range of motion (FROM)

Neurologic: Patient is alert and oriented to time, person, and place. Cranial nerves 2 to 12 are within normal limits. Speech, memory, and expression are within normal limits. Muscle strength is 5/5 in both upper and lower extremities. No muscle atrophy or involuntary movement. Testing of cerebellar function reveals normal gait, negative Romberg test, and good coordination in finger-to-nose, heel-to-shin, and alternate motion testing. Sensory is intact to light touch, pain and vibratory stimuli. No focal motor / sensory deficits. Deep tendon reflexes are 2+ and equal bilaterally

BESONDERHEITEN IN ENGLISCHEN KRANKENHÄUSERN - PECULIARITIES IN BRITISH HOSPITALS

Hierarchiestufen in einem englischen Krankenhaus

Student	Student
(Junior) House Officer	Arzt im ersten Jahr nach seinem Examen, 6 Monate in der Chirurgie und 6 Monate in der Inneren Medizin
Senior House Officer (SHO)	Arzt während der ersten Jahre seiner Facharztausbildung
Staff Grade	Arzt nach bestandenem ersten Teil der Facharztprüfung (MRC[3] Part 1), die alternative Laufbahn (Consultant) wird nicht angestrebt, arbeitet von 9 bis 17 Uhr, keine Dienste
Specialist Registrar (SR)	Arzt nach bestandenen Facharzt-Prüfungen (MRC[3] Part 1 and 2) mit mindestens 2 Jahren Tätigkeit im Fachbereich
Clinical Assistant	Facharzt, Anwärter auf Oberarztstelle, meist mit Durchführung von Studien beschäftigt
Consultant	Oberarzt (Facharzt)

Meist haben Consultants noch zusätzliche Funktionen:

Clinical Tutor	Zuständig für Ausbildung der SHOs
Clinical Director	Chefarzt
Nurse	Krankenschwester/-pfleger
Occupational Therapist (OT)	Ergotherapeut

Facharztprüfungen (MRCs[3]):

MRCs' am jeweiligen Royal College Part 1 und Part 2

Part 1 nach dem ersten Facharztjahr, mündlich und schriftlich über 1 Tag

Part 2 nach dem zweiten Facharztjahr, mündlich und schriftlich über 4 Tage

Mit den Prüfungen erwirbt man sich Mitgliedschaft am Royal College des jeweiligen Fachbereiches

---

[3] MRC Part 1 and 2 : Member of Royal College Teil 1 und Teil 2

TEIL I: INHALTLICH GEORDNET - PART I: TOPICAL INDEX

I.1.1. Das Krankenhaus - The hospital

Die Räumlichkeiten	The premises
Abteilung für ..., f.	Division of ...
Ambulanz, f.	Outpatient clinic / department
Blutbank, f.	Blood bank
Dienstzimmer, n.	Doctor's office
Gang, m.	(Hospital) Aisle
Hörsaal, m.	Lecture room; Auditorium
Lesesaal, m.	Reading room
Intensivstation, f.	Intensive care unit (ICU)
Kantine, f.	Cafeteria; Lunchroom
Krankenwagen, m.	Ambulance
Kreißsaal, m.	Labo(u)r room
Labor, n.	Laboratory (Lab)
Notaufnahme, f.	Emergency room (ER)(AE); Accident and Emergency (A&E)(BE)
Patientenzimmer, n.	Patient's room
Praxis, f.	(Doctor's) Surgery (BE); Doctor's practice
Schwesternzimmer, n.	Nurses room
Station, f.	Ward
Stelle der Erstversorgung, f.	Site of first care
Stockwerk, n.	Floor

Das Personal	The staff
Arzt, m.	Doctor; Physician
Chefarzt[4], m.	Chief / Head physician; Chairman (AE); Clinical Director (BE)
Oberarzt, m.	Consultant (BE); Attending (AE)
Assistenzarzt, m.	Assistant doctor; House Officer (BE); Resident (AE)
Hausarzt, m.	Family Doctor; General practitioner (GP)
Anästhesist, m.	An(a)esthetist; An(a)esthesiologist
Kardiologe, m.	Cardiologist
Student, m.	Student
Krankenpflege, f.	Nursing (care)

---

[4] Näheres zu den Hierarchiestufen siehe Kapitel "Besonderheiten in amerikanischen und englischen Krankenhäusern"

Krankenpflegepersonal, n.	Nursing staff
Krankenschwester, f.	Nurse
Hebamme, f.	Midwife
Laborant, m.	Lab(oratory) technician
Patient, m.	Patient
Angehörige, mpl.	Relatives
Besucher, m.	Visitor

I.1.2.   Das Dienstzimmer - The doctor's office

Akte, f.	(Patient's) Record
(Kranken-) Bericht, m.	Medical report
Arztbrief, m.	Discharge note / letter
Computer, m.	Computer
Drucker, m.	Printer
Krankenblatt, n.	Medical record
Krankenschein, m.	Health insurance card
Krankmeldung, f.	Sick certificate / note
Lehrbuch, n.	Textbook
Notfallwagen, m.	Emergency trolley (BE) / cart (AE)
Telefon, n.	Phone
Telefonnummer, f.	Phone number
Untersuchungsformular, n.	Physical examination form

I.1.3.   Das Patientenzimmer - The patient's room

Bett, n.	Bed
Bettdecke, f.	Blanket
Bettlaken, n.	Sheet
Bettzeug, n.	Bedding
Essenstablett, n.	Lunch tray
Fernseher, m.	Television set (TV set)
Gefäß, n.	Vessel; Pot
Gehgestell, n.	Invalid walker
Infusionsflasche, f.	Infusion bottle
Infusionsständer, m.	Infusion stand
Kleiderbügel, m.	(Coat) Hanger
Kopfkissen, n.	Pillow
Krücke, f.	Crutch
Lampe, f.	Lamp
Lichtschalter, m.	Light switch
Matratze, f.	Mattress
Nachthemd, n.	Night gown
Nachtkästchen, n.	Bedside table
Papierkorb, m.	Waste-paper basket
Rollstuhl, m.	Wheelchair
Sauerstoffgerät, n.	Oxygen (breathing) apparatus
Schrank, m.	Closet
Sessel, m.	Chair
Steckdose, f.	Wall socket
Stuhl, m.	Chair
Tisch, m.	Table
Tür, f.	Door

Das Badezimmer	The bathroom
Bettschüssel, f.	Bedpan
Dusche, f.	Shower
Handtuch, n.	Towel
Hocker, m.	Stool
Kamm, m.	Comb
Seife, f.	Soap
Spiegel, m.	Mirror

Toilette, f.	Bathroom; Toilet; Lavatory; Rest room (BE); Restroom (AE); Loo (BE)[5]
Urinflasche, f.	Urine bottle; Urinal
Waage, f.	Scale
Waschbecken, n.	(Wash) Basin
Waschlappen, m.	Washcloth
Wasserhahn, m.	(Water) Tap
Windel, f.	Napkin (BE); Diaper (AE)
Zahnbürste, f.	Toothbrush
Zahnpasta, f.	Tooth paste

---

[5] Umgangssprachlich

I.1.4.   Der Operationssaal - The operating theatre (BE) / room (AE)

Anästhesie, f.	An(a)esthesia
Intubation, f.	Intubation
Vollnarkose, f.	General an(a)esthesia
Bahre, f.; Trage, f.	Stretcher
Schleuse, f.	Scrub Room; Air lock
Operation, f.	Surgery; Operation
Operationsfeld, n.	Surgical area
Operationsplan, m.	Surgery plan
Operationsschwester, f.	Theatre sister (BE); Operating room nurse (AE); Surgery nurse
Operationstisch, m.	Operating table

Die OP-Instrumente	The surgical instruments
Haken, m.	Hook
Katheter, m.	Catheter
Klammer, f.	Clamp
Klemme, f.	Clamp; Clip; Forceps
Nadel, f.	Needle
Nadelhalter, m.	Needle holder
Naht, f.	Suture
OP-Tuch, n.	Surgical cloth
Seide, f.	Surgical silk
Skalpell, n.	Scalpel

Die OP-Kleidung	The surgical clothes
Maske, f.	(Face) Mask
OP-Haube, f.	(Surgical) Cap
OP-Kittel, m.	Surgical gown
Überschuh, m.	Shoe cover

I.1.5.   Das Labor und die Laborparameter - The laboratory and the laboratory
          parameters

Die Körperflüssigkeiten	The body fluids
Blut, n.	Blood
Blutkonserve, f.	Banked / Stored blood (for transfusion)
Blutserum, n.	Blood serum
Eiter, m.	Pus
Erguss, m.	Effusion
Gallensäure, f.	Bile acids
Kathetherurin, m.	Catheterised (BE) / Catheterized (AE) urine
Lymphe, f.	Lymph
Magensaft, m.	Gastric juice
Magensäure, f.	Gastric acid
Mittelstrahlurin, m.	Midstream urine
Punktionsurin, m.	Puncture urine
Sammelurin, m.	24-hour urine
Schweiß, m.	Sweat; Perspiration; Sudor
Sperma, n.	Sperm; Semen
Liquor, m.	Liquor; Fluid
Pipette, f.	Pipet(te)
Probe, f.; Muster, n.	Sample; Specimen

Die Laborparameter	The laboratory parameters

Die Leberwerte	Liver values
Albumin, n.	Albumin
Alkalische Phosphatase, f.	Alkaline phosphatase
Bilirubin, n.	Bilirubin
Cholesterin, n.	Cholesterol
Gamma-GT, f.	Gamma-GT; Gamma-glutamyl transpeptidase
Transaminase, f.	Transaminase
Triglyceride, fpl.	Triglycerides

Das Blutbild	Blood count; H(a)emogram
Blutkörperchen, n.	Blood corpuscle / cell
Rotes Blutkörperchen, n.	Red blood cell
Erythrozyt, m.	Erythrocyte
Retikulozyt, m.	Reticulocyte

Leukozyt, m.	Leukocyte
Granulozyt, m.	Granulocyte
Lymphozyt, m.	Lymphocyte
Monozyt, m.	Monocyte
Thrombozyt, m.	Platelets; Thrombocyte
Hämatokrit, m.	Hematocrit (HCT)
Hämoglobin, n.	H(a)emoglobin (HGL)
Blutgruppe, f.	Blood group / type

Der Säure-Basen-Status	Acid-base status
Bikarbonat, n.	Bicarbonate
pCO2, n.	pCO2 (Partial carbon dioxide pressure)
pH, m.	Blood pH
pO2, n.	pO2 (Partial oxygen pressure)
Elektrolyte, mpl.	Electrolytes
Natrium, n.	Sodium (NA)
Kalium, n.	Potassium (K)
Chlorid, n.	Chloride (CL)
Calcium, n.	Calcium
Harnstoff, m.	(Blood) Urea (Nitrogen) (BUN)

Die Blutgerinnung	Blood coagulation / clotting
Fibrinogen, n.	Fibrinogen
Gerinnungsfaktor, m.	Coagulation factor
Quick-Wert, m.	Quick's value
Thromboplastinzeit, f.	Thromboplastin time

Die Immunreaktion	Immunoreaction
Allergen, n.	Allergen
Antigen, n.	Antigen
Antikörper, m.	Antibody
Immunglobulin, m.	Immunoglobulin
C-reaktives Protein, n.	C-reactive protein (CRP)
Immunkomplex, m.	Immune complex

Die Nierenwerte	Renal function parameters
Harnsäure, f.	Uric acid
Kreatinin, n.	Creatinine

Sonstige	Others
Aminosäure, f.	Amino acid
Amylase, f.	Amylase
Creatininkinase, f.	Creatine kinase (CK)
Creatinphosphokinase, f.	Creatine Phosphokinase (CPK)
Eisen, n.	Iron; Ferrum
Eiweiß, n.	Protein
Enzym, n.	Enzyme
Glucose, f.	Glucose
Marker, m.	Marker
Rheumafaktor, m.	Rheumatoid factor
Schilddrüsenhormon, n.	Thyroid hormone
Tuberkulin, n.	Tuberculin
Vitamin, n.	Vitamin
Troponin, n.	Troponin

Der Labortest; Die Laboruntersuchung	Laboratory test
(Blut-) Ausstrich, m.	(Blood) Smear
Blutgasanalyse, f.	Blood gas analysis
Blutgerinnungsanalyse, f.	Coagulation test
Blutgruppenbestimmung, f.	Blood grouping / typing
Blutkultur, f.	H(a)emoculture; Blood culture
Blutkörperchensenkungsgeschwindigkeit, f.	Erythrocyte sedimentation rate (ESR)
Blutüngszeit, f.	Bleeding time
Blutzucker, m.	Blood sugar / glucose
Coombstest, m.	Coombs test
Differentialblutbild, n.	Differential blood count
Eisensättigung, f.	Iron saturation
Färbung, f.	Stain(ing)
Kreuzprobe, f.	Crossmatching
Schwangerschaftstest, m.	Pregnancy test
Spezifisches Gewicht, n.	Specific gravity
Stuhluntersuchung, f.	Stool examination
Haemoccult-Test, m.	(Stool) Guaiac test; Guaiac smear test; H(a)emoccult test
Untersuchung auf okkultes Blut im Stuhl, f.	Fecal occult blood test (FOBT)
Teststreifen, m.	Test strip; Dipstick
Urinkultur, f.	Urine culture

33

Urinstix, m.	Urine (reagent) strip
Vaginalabstrich, m.	Vaginal smear
Zellzählung, f.	Cell count(ing); Cytometry

Das Laborergebnis	Laboratory findings
Blutalkoholspiegel, m.	Blood alcohol level
Grenzwert, m.	Threshold value
Kreatinin-Clearance, f.	Creatinine clearance
Leukopenie, f.	Leukopenia
Leukozytose, f.	Leukocytosis
Normalwert, m.	Normal value
Nüchternwert, m.	Fasting value
Probe, f.	Sample
Prozentsatz, m.	Percentage
Zylinder, m.	Cylinder
Blutprobe, f.	Blood sample
Tagesschwankung, f.	Diurnal / Circadian variation
Sediment, n.	Sediment
Alkalose, f.	Alkalosis
Azidose, f.	Acidosis
Hyperkaliämie, f.	Hyperkalemia; Hyperpotassemia
Hypokaliämie, f.	Hypokalemia; Hypopotassemia
Hyperlipidämie, f.	Hyperlipidemia

I.2.1. Die ärztliche Ausrüstung - The doctor's equipment

Desinfektionsmittel, n.	Desinfectant
Handschuhe, mpl.	Gloves
Kittel, m.	(Doctor's) Coat / Smock
Notizbuch, n.	Notebook
Piepser, m.	Beeper
Pinzette, f.	Forceps; Tweezers; Pincers
Schere, f.	Scissors
Schreibstift, m.	Pen
Stauschlauch, m.	Tourniquet
Tupfer, m.	Swab
Verband, m.	Bandage; Dressing
Zirkel, m.	Compass; Pair of compasses

Therapeutisch	Therapeutic
Infusionsnadel, f.	I. V. Cannula
Drainage, f.	Drainage
Faden, m.	Thread
Gips, m.	Plaster
Herz-Lungenmaschine, f.	Heart-lung machine
Herzschrittmacher, m.	Cardiac pacemaker
Magensonde, f.	Stomach tube
Nadel, f.	Needle
Pflaster, n.	Plaster
Sauerstoffmaske, f.	Oxygen mask
Spritze, f.	Syringe; Injection; Shot
Zentraler Zugang, m.	Central line
Braunüle, f.	Indwelling catheter

Diagnostisch	Diagnostic
Augenspiegel, m.	Ophthalmoscope
Bandmaß, n.	Tape measure
Blutdruckmessgerät, n.	Blood pressure (measuring) device
Fieberthermometer, n.	(Clinical) thermometre (BE) / thermometer (AE)
Gleitmittel, n.	Lubricant
Katheter, m.	Catheter
Herzkatheter, m.	Cardiac / Heart catheter
Lampe, f.	Lamp

Lineal, n.	Ruler
Mundspiegel, m.	Stomatoscope
Ohrspiegel, m.	Otoscope
Reflexhammer, m.	Reflex hammer
Stethoskop, n.	Stethoscope
Stimmgabel, f.	Tuning fork

Sonstiges	Miscellaneous
(Nacht-) Dienst, m.	(Night) Duty / Service
Fortbildung, f.	Training; Course
Konsil(ium), n.	Consultation; Council
Untersuchungskurs, m.	Physical examination course
Visite, f.	(Ward) Round
Krankengeld, n.	Sick pay
Krankenhauskosten	Hospital costs
Krankenkasse, f.	Health (insurance) fund; Health insurance company
Krankenversicherung, f.	Health insurance

I.2.2.   Die Untersuchungen – The examinations

Die allgemeinen Untersuchungen	The general examinations
Ärztliche Allgemeinuntersuchung, f.	General medical examination
Gesundheitsvorsorgeuntersuchung, f.	Preventive examination
Nachuntersuchung, f.	Follow-up examination
Screening, n.	Screening
Allgemeine psychiatrische Untersuchung, f.	General psychiatric examination
Handgriff, m.	Maneuver; Technique
Ausstellung einer ärztlichen Bescheinigung, f.	Issuance of a medical certification
Beobachtung bei Verdacht auf Krankheit, f.	In for observation / suspicion of illness

Die Röntgenuntersuchung	The X-ray examination
Abdomenleeraufnahme, f.	Plain abdominal radiography
Angiographie, f.	Angiography
Computertomographie, f.	Compute(rize)d tomography (CT)
Magen-Darm-Passage, f.	Upper gastrointestinal X-ray series
Magnetresonanztomographie, n.	Magnetic resonance imaging (MRI)
Röntgen, n.	X-ray
Röntgenbild, n.	X-ray image
Echographie, f.	Echography
Sonographie, f.	Sonography
Schallschatten, m.	Acoustic shadow

Die speziellen Untersuchungen	Special examinations
Allergietestung, f.	Allergy testing
Blutdruckmessung, f.	Blood pressure measurement
Elektroenzephalogramm, n.	Electroencephalogram (EEG)
Elektrokardiogramm, n.	Electrocardiogram (ECG)
Gynäkologische Untersuchung, f.	Gyn(a)ecological examination
Rektale Untersuchung, f.	Rectal examination
Tuberkulose-Hauttest, m.	Tuberculin skin test; PPD skin test
Vaginale Untersuchung, f.	Vaginal examination
Vitalkapazität, f.	Vital capacity (VC)

Die Funktionsprüfungen	The functional tests
Funktionsprüfung des Zentralnervensystems, f.	Functional testing of the central nervous system
Hörprüfung und Untersuchung der Ohren, f.	Hearing test und ear examination
Kardiovaskuläre Funktionsprüfung, f.	Cardiovascular function test

Leberfunktionsprüfung, f.	Liver function test
Lungenfunktionsprüfung, f.	Pulmonary function test
Nierenfunktionsprüfung, f.	Kidney function test
Schilddrüsenfunktionsprüfung, f.	Thyroid function test
Visusprüfung und Untersuchung der Augen, f.	Visual acuity test and eye examination

Die Endoskopie	The endoscopy
Kontrasteinlauf, m.	Contrast enema
Gastroskopie, f.	Gastroscopy
Koloskopie, f.	Colo(no)scopy
Laparoskopie, f.	Laparoscopy
Rektoskopie, f.	Rectoscopy
Zystoskopie, f.	Cystoscopy

I.2.3.   Die Eingriffe – The interventions

Therapeutisch	Therapeutic
Aderlass, m.	Bloodletting
Bluttransfusion, f.	Blood transfusion
Blutwäsche, f.	H(a)emodialysis
Bypass, m.	Bypass
Chemotherapie-Sitzung, f.	Chemotherapy session
Dialyse, f.	Dialysis
Diät-Beratung und -Überwachung, f.	Diet consultation and monitoring
Drainage, f.	Drainage
Exstirpation, f.	Extirpation
Fadenentfernung, f.	Suture removal
Hysterektomie, f.	Hysterectomy
Infusion, f.	Infusion
Injektion, f.	Injection
Intravenöser Zugang, m.	Intravenous line (IV)
In-Vitro-Fertilisation, f.	In vitro fertilisation (BE); In vitro fertilization (AE)
Krankengymnastik, f.	Physiotherapy
Künstliche Befruchtung, f.	Artificial insemination
Künstliche Herzklappe, f.	Artificial heart valve
Nierentransplantation, f.	Renal transplantation
Palliativbehandlung, f.	Palliative treatment
Parenterale Ernährung, f.	Parenteral nutrition
Physiotherapie, f.	Physiotherapy
Plastische Chirurgie, f.	Plastic surgery
Polypenentfernung, f.	Polypectomy; Polyp removal
Reanimation, f.	Resuscitation
Rehabilitationsmaßnahme, f.	Rehabilitation methods
Resektion, f.	Resection
Rheumabad, n.	Rheumatism bath
Schnitt, m.	Incision; Cut
Sterilisierung, f.	Sterilisation (BE); Sterilization (AE)
Strahlentherapie, f.	Radiotherapy; Radiation therapy
Strahlentherapie-Sitzung, f.	Radiotherapy / Radiation therapy session
Tabaksbeutelnaht, f.	Purse-string suture
Tracheostomie, f.	Tracheostomy
Whipple-OP, f.	Whipple's operation
Zentralvenöser Zugang, m.	Central venous line

Zirkumzision als Routinemaß-nahme / aus rituellen Gründen, f.	Circumcision as a routine procedure / for ritual reasons

Diagnostisch	Diagnostic
Blasenkatheterisation, f.	Bladder catheterisation (BE) / catheterization (AE)
Herzkatheter, m.	Cardiac / Heart catheter
Knochenmarkpunktion, f.	Bone marrow puncture
Lumbalpunktion, f.	Lumbar puncture
Venenpunktion, f.	Venous puncture
Biopsie, f.	Biopsy
Blutentnahme, f.	Blood withdrawal; Taking of blood samples
Magenspülung, f.	Gastric lavage

I.2.4.   Die Medikamente – The medicaments

(Behandlungs-) Schema, n.	Treatment schedule
Abdeckung, f.	Coverage
Ampulle, f.	Ampule
Blut-Hirn-Schranke, f.	Blood brain barrier (BBB)
Chemotherapie, f.	Chemotherapy
Erregerspektrum, n.	Spectrum of pathogens
Halbwertzeit, f.	Half life
Insulindosierung, f.	Insulin dosage
Kontraindikation, f.	Contraindication
Mittel, n.	Drug; Medicament; Agent
Mittel der Wahl, n.	Medium of choice
Nebenwirkung, f.	Side effect
Standard, m.	Standard

Die Darreichungsform	Form of administration
Creme, f.	Cream
Kapsel, f.	Capsule
Lösung, f.	Solution
Lotion, f.	Lotion
Pille, f.	Pill
Puder, n.	Powder
Pulver, n.	Powder
Salbe, f.	Ointment
Tablette, f.	Tablet
Tropfen, m.	Drop; Gutta
Sirup, m.	Sirup (BE); Syrup (AE)

Die Substanzen	The substances
Acetysalicylsäure, f.	Acetylsalicylic acid
Amphotericin B, n.	Amphotericin B
Antihistaminikum, n.	Antihistamine
Betaisodonna, n.	Betadine
Breitspektrumantibiotikum, n.	Broad spectrum antibiotic
Clavulansäure, f.	Clavulanic acid
Insulin, n.	Insulin
Iod, n.	Iodine
Lokales Anästhetikum, n.	Local an(a)esthetic
ß-Blocker, m.	Beta(-receptor) blocker

Steroid, n.	Steroid
Tuberkulostatikum, n.	Tuberculostatic

I.3.1. Die Anatomie – The anatomy

Der Schädel	The skull
Schädelbasis, f.	Cranial base
Schädeldecke, f.	Skullcap; Cranium
Schädelhöhle, f.	Cranial cavity
Scheitel, m.	Vertex; Top of the head
Schläfenbein, n.	Temporal bone
Stirnbein, n.	Frontal bone
Tränenbein, n.	Lacrimal bone
Wangenbein, n.	Cheek bone
Hinterkopf, m.	Back of the head
Mastoid, n.	Mastoid
Oberkiefer, m.	Upper jaw
Unterkiefer, m.	Lower jaw; Mandible

Der Kopf	The head
Gesicht, n.	Face
Schläfe, f.	Temple
Schläfengegend, f.	Temporal region
Stirn, f.	Forehead
Stirnbeinhöhle, f.	Frontal sinus
Wange, f.	Cheek
Kieferhöhle, f.	Maxillary sinus
Kauapparat, m.	Masticatory apparatus
Kaumuskel, m.	Masticatory muscle
Oberlippenbart, m.	M(o)ustache
Vollbart, m.	Full beard
Kinn, n.	Chin

Das Auge	The eye
Augenabstand, m.	Interocular distance
Oberes / Unteres Augenlid, n.	Upper / Lower eyelid
Augenlidspalte, f.	Palpebral fissure
Augenbraue, f.	(Eye) Brow
Wimper, f.	Eyelash
Tränensack, m.	Lacrimal / Tear sac
Tränendrüse, f.	Lacrimal gland
Augenlicht, n.	Eyesight
Bindehaut, f.	Conjunctiva

Hornhaut, f.	Cornea
Linse, f.	Lens
Pupille, f.	Pupil
Regenbogenhaut, f.	Iris
Augenkammer, f.	Ocular chamber
Vorderkammer, f.	Anterior ocular chamber
Augapfel, m.	Eyeball
Glaskörper, m.	Vitreous body
Augenhöhle, f.	Orbit
Augenhintergrund, m.	Eyeground; Fundus of the eye
Netzhaut, f.	Retina
Sehnerv, m.	Optic nerve
Chiasma opticum, n.	Optic chiasm

Das Ohr	The ear
Ohrläppchen, n.	Earlobe
Ohrmuschel, f.	Auricle
Gehör, n.	Hearing
Ohrloch, n.	Earhole
Äußerer Gehörgang, m.	Outer auditory canal
Ohrenschmalz, m.	Earwax
Mittelohr, n.	Middle ear
Trommelfell, n.	Eardrum
Innenohr, n.	Internal / Inner ear
Gehörknöchelchen, n.	Auditory ossicles
Ohrschnecke, f.	Cochlea
Tuba auditiva, f.	Auditary / Eustachian tube

Die Nase	The nose
Nasenwurzel, f.	Root of nose
Nasenrücken, m.	Bridge of nose
Nasenflügel, m.	Nasal ala
Nasenspitze, f.	Tip of the nose
Nasenloch, n.	Nostril
Nasenhöhle, f.	Nasal cavity
Nasenscheidewand, f.	Nasal septum
Nasenschleimhaut, f.	Nasal mucosa
Nasenknorpel, m.	Nasal cartilage
Nasennebenhöhlen, fpl.	Paranasal sinuses

Der Mund	The mouth
Lippe, f.	Lip
Mundhöhle, f.	Oral cavity
Mundschleimhaut, f.	Oral mucosa
Speichel, m.	Saliva
Speicheldrüse, f.	Salivary gland
Zäpfchen, n.	Uvula
Zunge, f.	Tongue
Gaumen (hart), m.	(Hard) Palate
Gaumenbogen, m.	Palatine arch
Gaumenmandel, f.	Palatine tonsil
Gaumensegel, n.	Velum palatinum; Soft palate
Zahn, m.	Tooth
Milchzahn, m.	Milk tooth
Zahnreihe, f.	Alignment of teeth
Zahnzwischenraum, m.	Interdental space
Backenzahn, m.	Molar; Grinder
Eckzahn, m.	Canine
Schneidezahn, m.	Incisor
(Zahn-) Krone, f.	(Tooth) Crown
Zahnfleisch, n.	Gums; Gingiva
Zahnhals, m.	Neck of tooth
Zahnmark, n.	Dental pulp
Zahnschmelz, m.	Enamel
Zahnwurzel, f.	Dental root
Bleibendes Gebiss, n.	Permanent teeth
Künstliches Gebiss, n.	False teeth

Der Hals	The neck
Zungenbein, n.	Hyoid (bone)
Rachen, m.	Pharynx
Kehle, f.	Throat
Kehlkopf, m.	Larynx
Kehlkopfdeckel, m.	Epiglottis
Stimmband, n.	Vocal cord
Stimmritze, f.	Rima glottidis
Adamsapfel, m.	Adam's apple
Schilddrüse, f.	Thyroid (gland)
Schilddrüsenlappen, m.	Thyroid lobe
Schildknorpel, m.	Thyroid cartilage

45

Epithelkörperchen, n.	Parathyroid glands
Speiseröhre, f.	(O)Esophagus; Gullet
Luftröhre, f.	Trachea; Windpipe
Thymus, m.	Thymus (gland)
Nacken, m.	Nape; (Back of the) Neck

Der Brustraum	The chest area
Herz, n.	Heart
Herzgegend, f.	Cardiac region
Herzbeutel, m.	Heart sac; Pericardium
Herzmuskel, m.	Cardiac muscle
Myokard, n.	Myocardium
Herzinnenhaut, f.; Endokard, n.	Endocardium
Herzkranzgefäß, n.	Coronary vessel
Herzvorhof, m.	Atrium (of the heart)
Herzkammer, f.	Heart chamber; Cardiac ventricle
Herzohr, n.	Atrial auricle
Herzspitze, f.	Apex (of the heart)
Herzklappe, f.	Cardiac valve
Aortenklappe, f.	Aortic valve
Mitralklappe, f.	Mitral valve
AV-Klappe, f.	Atrioventricular valve
Sinus-Knoten, m.	Sinus node
AV-Knoten, m.	Atrioventricular node

Die Lunge	The lung
Lungenflügel / -lappen, m.	Lobe of the lung
Lungenspalte, f.	Fissures of the lung
Lungenspitze, f.	Apex of the lung
Bronchus, m.	Bronchus
Alveole, f.; Lungenbläschen, n.	Pulmonary alveoli; Air vesicles
Brustfell, n.	Pleura
Lungenkapillare, f.	Pulmonary capillary

Die Brust	The chest
Brustkorb, m.; Brustraum, m.	Thoracic / Rib cage
Brustumfang, m.	Girth of chest; Thoracic circumference
Brustbein, n.	Breastbone; Sternum
Brustwirbel, m.	Thoracic vertebra
Brustdrüse, f.	Mammary gland

Busen, m.	Breast; Mamma
Brustwarze, f.	Nipple; Mamilla
Rippe, f.	Rib
Rippenbogen, m.	Costal arch
Zwerchfell, n.	Diaphragm; Midriff

Die obere Extremität	The upper extremity
Arm, m.	Arm
Achselhöhle, f.	Axilla; Armpit
Oberarm, m.	Upper arm
Oberarmknochen, m.	Upper arm bone; Humerus
Unterarm, m.	Forearm
Ellbogen, m.	Elbow
Ellenbeuge, f.	Bend of the elbow
Elle, f.	Ulna
Speiche, f.	Radius
Hand, f.	Hand
Handgelenk, n.	Wrist
Handballen, m.	Ball of the thumb; Thenar
Handfläche, f.	Palm
Handlinie, f.	Palmar crease
Handrücken, m.	Back of the hand
Finger, m.	Finger, m.
Fingerknöchel, m.	Knuckle
Fingernagel, m.	Fingernail
Fingerzwischenraum, m.	Interdigital space
Nagelbett, n.	Nailbed
Daumen, m.	Thumb
Kleiner Finger, m.	Little finger
Zeigefinger, m.	Index finger

Der Bauch	The abdomen
Bauchdecke, f.	Abdominal wall
Bauchfell, n.	Peritoneum
Bauchhöhle, f.	Abdominal cavity
Bauchnabel, m.	Bellybutton; Navel
Rumpf, m.	Trunk
Becken, n.	Pelvis
Beckenboden, m.	Pelvic floor
Flanke, f.	Flank

Gesäß, n.	Buttocks
Leiste, f.	Groin

Die Eingeweide	**The viscera**
Verdauungstrakt, m.	Digestive tract
Magen, m.	Stomach
Magenkurvatur, f.	Curvature of the stomach
Pylorus, m.	Pylorus
Dünndarm, m.	Small intestine
Dünndarmschlinge, f.	Loop of the small intestine; Intestinal loop
Zwölffingerdarm, m.	Duodenum
Jejunum, n.	Jejunum
Ileum, n.	Ileum
Blinddarm, m.	Blind gut; Cecum
Dickdarm, m.	Large intestine
Kolon, n.	Colon
Rektum, n.	Rectum
Sigma, n.	Sigmoid colon
Anus, m.	Anus
Sphinkter, m.	Sphincter
Leber, f.	Liver
Leberlappen, m.	Hepatic lope
Gallenblase, f.	Gallbladder
Gallenblasengang, m.	Cystic duct
Gallengang, m.	Bile duct
Ductus Choledochus, m.	Common bile duct; (Ductus) Choledochus
Gallenwege, mpl.	Bile ducts
Bauchspeicheldrüse, f.	Pancreas
Inselzellen, fpl.	Islet cells
Pankreasschwanz, m.	Pancreatic tail
Milz, f.	Spleen
Mesenterium, n.	Mesentery
Kleines / Großes Netz, n.	Lesser / Greater omentum
Truncus coeliacus, m.	C(o)eliac trunk

Die ableitenden Harnwege	**The efferent urinary tract**
Niere, f.	Kidney
Nierenbecken, n.	Renal pelvis
Nierenkapsel, f.	Renal capsule
Nebenniere, f.	Adrenal gland

48

Harnleiter, m.	Ureter
Harnblase, f.	(Urinary) Bladder
Harnröhre, f.	Urethra
Vorsteherdrüse, f.	Prostatic gland

Die Geschlechtsorgane	The reproductive organs / The genitals
Weibliche Geschlechtsorgane, npl.	The female genitals
Adnexe, f.	Adnexa; Appendages
Ei (Keimzelle), n.	Egg; Ovum
Eierstock, m.	Ovary
Eileiter, m.	Oviduct; Fallopian tube
Corpus luteum, n.	Corpus luteum; Yellow body
Gebärmutter, f.	Uterus
Gebärmutterhals, m.	Uterine cervix
Gebärmutterschleimhaut, f.	Endometrium
Äußerer Gebärmuttermund, m.	External cervical os
Zervix, f.	Cervix
Scheide, f.	Vagina
Jungfernhäutchen, n.	Hymen; Maidenhead
Schamlippen, fpl.	Labia (pudendi)
Große Schamlippen, fpl.	Labia majora
Kleine Schamlippen, fpl.	Labia minora

Männliche Geschlechtsorgane, npl.	The male genitals
Samenblase, f.	Seminal vesicle
Samenleiter, m.	Seminal / Spermatic duct
Hoden, m.	Testicle
Hodensack, m.	Scrotum
Penis, m.	Penis
Eichel, f.	Glans

Die untere Extremität	The lower extremity
Bein, n.	Leg
Leistenband, n.	Inguinal ligament
Leistenbeuge, f.	Groin
Leistengegend, f.	Inguinal region
Femur, m.	Femur; Thigh bone
Hüftgelenk, n.	Hip joint
Oberschenkel, m.	Thigh
Knie, n.	Knee

Kniegelenk, n.	Knee joint
Kniescheibe, f.	Kneecap; Patella
Kniekehle, f.	Popliteal space
Unterschenkel, m.	Lower leg
Wadenbein, n.	Fibula
Schienbein, n.	Tibia; Shinbone
Wade, f.	Calf
Fessel, f.	Ankle
Sprunggelenk, n.	Ankle joint
Achillessehne, f.	Achilles tendon
Fuß, m.	Foot
Fußknöchel, m.	Malleolus
Fußsohle, f.	Sole (of the foot)
Ferse, f.	Heel
Fußrücken, m.	Dorsum / Back of the foot
Fußspitze, f.	Tip of the foot
Zeh, m.	Toe
Großzehe, f.	Big / Great toe; Hallux

Das Skelett	The skeleton
Knochen, m.	Bone
Knochenbau, m.	Bone structure
Knochenhaut, f.	Periosteum
Knochenmark, n.	Bone marrow
Gelenk, n.	Joint
Gelenkhöhle, f.	Joint cavity
Gelenkkapsel, f.	Joint / Articular capsule
Gelenkknorpel, m.	Articular cartilage
Schleimbeutel, m.	Bursa
Knorpel, m.	Cartilage
Knorpelhaut, f.	Perichondrium
Muskel, m.	Muscle
Muskelansatz, m.	Muscle insertion
Glatte Muskulatur, f.	Smooth muscles
Quergestreifte Muskulatur, f.	Striated muscles
Sehne, f.	Sinew; Tendon
Sehnenscheide, f.	Tendon sheath
Band, n.	Ligament
Bandscheibe, f.	Intervertebral disc (BE) / disk (AE)
Dornfortsatz, m.	Spinous process

Rippe, f.	Rib
Rippenbogen, m.	Costal arch
Rückgrat, n.	Spinal column; Spine
Wirbel, m.	Vertebra (Pl: Vertebrae)
Wirbelbogen, m.	Vertebral arch
Wirbelgelenk, n.	Vertebral joint
Wirbelkanal, m.	Vertebral canal
Wirbelkörper, m.	Vertebral body
Wirbelsäule, f.	Vertebral / Spinal column
Hüfte, f.	Hip
Rücken, m.	Back
Beckenknochen (paarige), m.	Pelvic bones
Brustkorb, m.	Thorax; Ribcage; Chest
Brustwirbel, m.	Thoracic vertebra
Schambein, n.	Pubic bone
Schlüsselbein, n.	Collarbone; Clavicle
Schulter, f.	Shoulder
Schulterblatt, n.	Shoulder blade
Schultergelenk, n.	Shoulder joint

Die Hautanhangsorgane	The skin appendages
Kopfhaar, n.	(Scalp) Hair
Körperbehaarung, f.	Body hair
Kopfhaut, f.	Scalp
Leberfleck, m.	Mole
Drüse, f.	Gland
Gewebe, n.	Tissue
Knoten, m.	Node
Lymphknoten, m.	Lymph node
Membran, f.	Membrane
Organ, n.	Organ
Schleimhaut, f.	Mucosa; Muc(o)us membrane
Tasche, f.; Sack, m.	Pouch; Bag; Sack
Gliedmaße, f.	Extremity; Limb
Körperhöhle, f.	Body cavity
Fett, n.	Fat; Lipid
Fleisch, n.	Flesh; Sarco-[6]
Hohlraum, m.	Cavity; Antrum

---

[6] als Wortteil

Das Nervensystem	The nervous system
Zentrales Nervensystem, n.	Central nervous system
Gehirn, n.	Brain
Basalganglien, npl.	Basal ganglia
Frontallappen, m.	Frontal lobe
Ventrikel, m.	Ventricle
Kleinhirn, n.	Cerebellum
Hirnstamm, m.	Brain stem
Hirnnerv, m.	Cranial nerve
Hirnwindung, f.	Gyrus; Convolution (of the brain)
Hypophyse, f.	Hypophysis; Pituitary gland
Rückenmarksflüssigkeit, f.	Cerebrospinal fluid (CSF); Liquor
Rückenmark, n.	Spinal cord
Spinalganglion, n.	Dorsal root ganglion; Spinal ganglion
Äußere Hirnhaut, f.	Dura mater
Innere Hirnhaut, f.	Pia mater
Weiche Hirnhaut, f.	Leptomeninges
Peripheres Nervensystem, n.	Peripheral nervous system
Nerv, m.	Nerve
Nervenbahn, f.	Nerve pathway
Ast, m.	Branch
Plexus, m.	Plexus

Das Herz-Kreislaufsystem	The cardiovascular system
Kreislauf, m.	Circulation
Gefäß, n.	Vessel; Vas
Arterie, f.	Artery
Vene, f.	Vein
Kapillare, f.	Capillary
Lymphgefäß, n.	Lymph(-atic) vessel
Isthmus, m.; Enge, f.	Isthmus
Halsschlagader, f.	Carotid (artery)
Jugularisvene, f.	Jugular vein
Koronararterie, f.	Coronary artery
Lungenkapillaren, fpl.	Pulmonary capillaries

I.3.2.   Die Erkrankungen – The diseases

Der Krankheitsverlauf	The course of disease
Krankheitsverhütung, f.	Disease prevention; Prophylaxis
Risiko, n.	Risk
Risikofaktor, m.	Risk factor
Entwicklung, f.	Development
Ursprung, m.	Origin
Ätiologie, f.	Etiology
Grund, m.; Ursache, f.	Cause
Verdacht, m.	Suspicion
Symptom, n.	Symptom
Krankheitsbild, n.	Clinical picture
Fall, m.	Case
Krankenhauseinweisung, f.	Hospitalisation (BE); Hospitalization (AE)
Aufnahme, f.	Admission
Krankenhausaufenthalt, m.	Hospital stay
Behandlung, f.	Treatment
Komplikation, f.	Complication
Morbidität, f.	Morbidity (rate)
Mortalität, f.	Mortality; Death rate
Heilung, f.	Healing; Recovery
Vollremission, f.	Complete remission / response
Entlassung, f.	Discharge
Entlassung gegen ärztlichen Rat, f.	Discharge against medical advice (AMA)
Verlaufskontrolle, f.	Follow-up
Beobachtung, f.	Observation
Prognose, f.	Prognosis
Überlebensrate, f.	Survival rate
Folgeerscheinung, f.	After-effect
Rezidiv, n.; Rückfall, m.	Relapse; Recurrence
Tod, m.	Death
Leiche, f.	Corpse

Endokrinologie – Endocrinology

Erkrankungen der Schilddrüse	Thyroid diseases
Exophthalmus, m.	Exophthalmos
Merseburger Trias, f.	Merseburg triad
Hyperthyreose, f.	Hyperthyroidism

Morbus Basedow, m.	Graves' disease
Struma, f.	Struma; Goiter
Myxödem, n.	Myx(o)edema
Thyreoiditis, f.	Thyroiditis

Diabetes mellitus und Erkrankungen des Pankreas	Diabetes mellitus and pancreatic diseases
Diabetes mellitus, m.	Diabetes mellitus
Typ 1 / 2 Diabetes, m.	Type 1 / 2 diabetes
Hypoglykämie, f.	Low blood sugar; Hypoglycemia
Zucker im Urin, m.	Glucosuria; Glycosuria; Sugar in urine
Erhöhter Blutzucker, m.	High blood sugar; Hyperglycemia
Gangrän, f.	Gangrene

Störungen der Glandula Parathyreoidea	Parathyroid gland disorders
Hypoparathyreoidismus, m.	Hypoparathyroidism
Hyperparathyreoidismus, m.	Hyperparathyroidism

Störungen der Nebennierenrinden	Adrenocortical disorders
Nebenniereninsuffizienz, f.	Adrenal / Adrenocortical insufficiency
Morbus Cushing, m.	Cushing's disease
Cushing-Syndrom, n.	Cushing's syndrome
Stammfettsucht, f.	Truncal / Centripetal obesity
Striae, f.	Streaks; Striae
Vollmondgesicht, n.	Moon face
Stiernacken, m.	Buffalo hump
Hyperaldosteronismus, m.	Hyperaldosteronism
Addison-Krise, f.	Addisonian crisis
Funktionsstörungen des Ovars, fpl.	Ovarian dysfunction
Störungen der Hypophyse und der Hypothalamus-Regulation, fpl.	Pituitary and hypothalamic dysfunction

Mangelhafte Ernährung	Malnutrition
Vitaminmangel, m.	Vitamin deficiency
Eisenmangel, m.	Iron deficiency

Andere metabolische Erkrankungen und Störungen des Immunsystems	Other metabolic diseases and immune system dysfunctions
Abmagerung, f.	Emaciation
Kachexie, f.	Cachexia

Adipositas, f.	Obesity; Adiposity
Akromegalie, f.	Acromegaly
Diabetes insipidus, m.	Diabetes insipidus
Ermüdbarkeit, f.	Fatigability
Schwäche, f.	Weakness
Gicht, f.	Gout
Gichtkranker, m.	Gout sufferer
Glatze, f.	Baldness; Alopecia
Haarausfall, m.	Hair loss
Hautblässe, f.	Pallor; Paleness
Hypophyseninsuffizienz, f.	Pituitary insufficiency; Hypopituitarism
Ketoazidose, f.	Ketoacidosis
Laktoseintoleranz, f.	Lactose intolerance
Muskelschwund, m.	Muscle wasting / atrophy
Phaeochromozytom, n.	Ph(a)eochromocytoma
Polydipsie, f.	Polydipsia
Polyphagie, f.	Polyphagia; Excessive eating
Pubertät, f.	Puberty
Riesenwuchs, m.	Gi(g)antism
Skorbut, m.	Scurvy
Zwergwuchs, m.	Dwarfism; Nanism

Gastroenterologie — Gastroenterology

Erkrankungen des Ösophagus und des Magens	(O)Esophagus and gastric diseases
Ösophagitis, f.	(O)Esophagitis
Ösophagusvarizen, fpl.	(O)Esophageal varices
Gastroösophageale Refluxkrankheit, f.	Gastro(o)esophageal reflux disease (GERD)
Achalasie der Kardia, f.	Achalasia (of the) cardia
Mallory-Weiss-Syndrom, n.	Mallory-Weiss Syndrome
Magendilatation, f.	Gastric dilatation
Magendivertikel, m.	Gastric diverticulum
Magenverstimmung, f.	Indigestion
Gastritis, f.	Gastritis
Alkoholgastritis, f.	Alcoholic gastritis
Ulcus ventriculi, n.	Gastric / Stomach ulcer
Ulcus duodeni, n.	Duodenal ulcer
Ulcus pepticum, n.	Peptic ulcer

Erkrankungen des Darmes	Intestinal diseases
Duodenitis, f.	Duodenitis
Appendizitis, f.	Appendicitis
Peritonitis, f.	Peritonitis
Verwachsung, f.	Adhesion; Concretion
Invagination, f.	Intussusception; Invagination
Volvulus, m.	Volvulus
Ileus, m.	Ileus; Intestinal obstruction
Duodenalverschluss, m.	Duodenal obstruction
Gallensteinileus, m.	Gallstone ileus
Paralytischer Ileus, m.	Paralytic ileus
Megakolon, n.	Megacolon
Malabsorption, f.	Malabsorption
Tropische Sprue, f.	Tropical sprue
Zöliakie, f.	C(o)eliac disease; Nontropical sprue
Colon irritabile, n.	Irritable colon / bowel disease (IBD)
Crohn-Krankheit, f.	Crohn's disease
Colitis ulcerosa, f.	Ulcerative colitis
Zyste, f.	Cyst
Pseudozyste, f.	Pseudocyst
Polyp, m.	Polyp
Divertikulose, f.	Diverticulosis
Divertikulitis, f.	Diverticulitis
Hernie, f.	Hernia
- angeboren	- congenital
- inkarzeriert	- incarcerated
- reponierbar	- reducible
- nicht reponierbar	- irreducible
- stranguliert	- strangulated
Ösophagushernie, f.	(O)Esophageal hernia
Hiatushernie, f.	Hiatal hernia
Zwerchfellhernie, f.	Diaphragmatic hernia
Leistenhernie, f.	Inguinal hernia
Femoralishernie, f.	Femoral hernia
Nabelhernie, f.	Umbilical hernia
Narbenbruch, m.	Incisional hernia
Analfissur, f.	Anal fissure
Analfistel, f.	Anal fistula
Analabszess, m.	Anal abscess
Rektalabszess, m.	Rectal abscess

56

Analprolaps, m.	Anal prolapse
Rektumprolaps, m.	Rectal prolapse
Darmfistel, f.	Intestinal fistula
Hämorrhoiden, fpl.	Piles; H(a)emorrhoids
Hämorrhoidalknoten, m.	H(a)emorrhoidal node

Erkrankungen der Gallenblase und der Gallenwege	Gallbladder and bile duct diseases
Cholezystitis, f.	Cholecystitis
- nicht durch Steine bedingt	- in the absence of stones
Cholangitis, f.	Cholangitis
- sklerosierend	- sclerosing
Gallengrieß, m.	Gall gravel
Cholelithiasis, f.	Cholelithiasis
Gallenblasenstein, m.	Gall bladder stone
Gallengangsstein, m.	Bile duct stone
Gallensteinkolik, f.	Gall stone colic

Erkrankungen der Leber	Liver diseases
Leberfibrose, f.	Liver fibrosis
Leberzirrhose, f.	(Liver) Cirrhosis; Hepatocirrhosis
Alkoholische Fettleber, f.	Alcoholic fatty liver
Alkoholische Hepatitis, f.	Alcoholic hepatitis
Alkoholische Leberzirrhose, f.	Alcoholic liver cirrhosis
Chronische Stauungsleber, f.	Chronic liver congestion
Leberversagen, n.	Hepatic / Liver failure
Leberabszess, m.	Hepatic / Liver abscess
Leberinfarkt, m.	Hepatic / Liver infarct
Portale Hypertonie, f.	Portal hypertension
Hepatorenales Syndrom, n.	Hepatorenal syndrome (HRS)

Pankreatitis, f.	Pancreatitis

Symptome	Symptoms
Blähungen, f.	Flatulence
Akutes Abdomen, n.	Acute abdomen
Melaena, f.	Melena
Ikterus, m.	Jaundice; Icterus

Hämatologie	H(a)ematology
Leukämie, f.	Leukemia
Lymphatische Leukämie, f.	Lymphatic leukemia
Myeloische Leukämie, f.	Myelogenous leukemia
B-Zell-Lymphom, n.	B-cell lymphoma
Non-Hodgkin-Lymphom, n.	Non-Hodgkin's lymphoma
Hodgkin-Krankheit, f.	Hodgkin's disease
Plasmozytom, n.	Plasmacytoma
T-Zell-Lymphom, n.	T-cell lymphoma
Polycythaemia vera, f.	Polycyth(a)emia vera
AB0 / RH-Unverträglichkeitsreaktion, f.	AB0 / RH incompatibility reaction
Anämie, f.	An(a)emia
Eisenmangelanämie, f.	Iron deficiency an(a)emia
Sichelzellenkrankheit, f.	Sickle cell disease
Koagulopathie, f.	Coagulopathy
Thrombozytopenie, f.	Thrombocytopenia
Agranulozytose, f.	Agranulocytosis
Sarkoidose, f.	Sarcoidosis
Amyloidose, f.	Amyloidosis

Infektiologie	Infectiology
Epidemie, f.	Epidemic
Fieber unbekannter Ursache, n.	Fever of unknown origin (FUO)
Krankheitsherd, m.	Focus / Seat of disease
Immunität, f.	Immunity
Immunsuppression, f.	Immunosuppression
Geschlechtskrankheit, f.	Vener(e)al disease (VD); Sexually transmitted disease (STD)
Lebensmittelvergiftung, f.	Food poisoning
Bakteriämie, f.	Bacter(a)emia
Sepsis, f.	Sepsis
Abszess, m.	Abscess
Hirnabszess, m.	Brain abscess
Milzabszess, m.	Splenic abscess
Empyem, n.	Empyema
Brustfellentzündung, f.	Pleurisy
Enzephalitis, f.	Encephalitis

Epiglottitis, f.	Epiglottitis
Konjunktivitis, f.	Conjunctivitis
Meningitis, f.	Meningitis
(Nekrotisierende) Fasziitis, f.	(Necrotising) (BE) / (Necrotizing) (AE) Fasciitis
Osteomyelitis, f.	Osteomyelitis
Otitis, f.	Otitis
Pneumonie, f.	Pneumonia
- gekammert	- cavitated
- interstitiell	- interstitial
Rhinitis, f.	Rhinitis
Sinusitis, f.	Sinusitis

Bakterielle Erkrankungen	**Bacterial diseases**
Keuchhusten, m.	Whooping cough; Pertussis
Streptokokkensepsis, f.	Streptococcal sepsis
Scharlach, m.	Scarlet fever; Scarlatina
Erysipel, n.	Erysipelas
Rheumatisches Fieber, n.	Rheumatic fever
Impetigo, m.	Impetigo
Meningokokkeninfektion, f.	Meningococcal infection
Waterhouse-Friderichsen-Syndrom, n.	Waterhouse-Friderichsen-Syndrome
Borreliose, f.	Borreliosis
Lyme-Krankheit, f.	Lyme disease
Diphtherie, f.	Diphtheria
Ruhr, f.	Dysentery
Salmonellose, f.	Salmonellosis
Typhus, m.	Typhoid fever
Parathyphus, m.	Paratyphoid fever
Yersiniose, f.	Yersiniosis
Cholera, f.	Cholera
Brucellose, f.	Brucellosis
Listeriose, f.	Listeriosis
Legionellose, f.	Legionellosis
Tuberkulom, n.	Tuberculoma
Tuberkulose, f.	Tuberculosis
Lepra, f.	Leprosy; Hansen's disease
Leprakranker, m.	Leper
Milzbrand, m.	Anthrax; Splenic fever
Darmmilzbrand, m.	Intestinal anthrax

59

Hautmilzbrand, m.	Cutaneous anthrax
Lungenmilzbrand, m.	Inhalation anthrax
Gasbrand, m.	Gas gangrene
Tetanus, m.	Tetanus
Botulismus, m.	Botulism
Gonorrhoe, f.	Gonorrh(o)ea
Syphilis, f.	Syphilis
Aktinomykose, f.	Aktinomycosis
Leishmaniose, f.	Leishmaniasis
Leptospirose, f.	Leptospirosis
Pest, f.	Plague; Pestis

Virale Erkrankungen	Viral diseases
Grippe, f.	Influenza
Kinderlähmung, f.	Infantile paralysis; Poliomyelitis
Poliomyelitis, f.	Poliomyelitis
Tollwut, f.	Rabies
Kiefersperre, f.	Lockjaw; Trismus
Herpes, m.	Herpes
- simplex Typ I und II	- simplex type I and II
- chronisch perianal	- chronic perianal
Herpes zoster, m.	Herpes zoster; Shingles
Windpocken, fpl.	Chickenpox; Varicella
Masern, f.	Measles
Subakut sklerosierende Panenzephalitis, f.	Subacute sclerosing panencephalitis
Creutzfeldt-Jakob Krankheit, f.	Creutzfeldt-Jakob disease
Röteln, f.	German measles; Rubella
Pocken, fpl.	Smallpox; Variola
Mumps, m.	Mumps; Epidemic parotitis
Infektiöse Mononukleose, f.	Infectious mononucleosis
Zytomegalie, f.	Cytomegaly
Gelbfieber, n.	Yellow fever
Hepatitis, f.	Hepatitis
AIDS	AIDS
Dengue-Fieber, f.	Dengue fever
Viruswarze, f.	Common / Viral wart; Verruca vulgaris

Pilzerkrankungen	Fungal diseases
Mykose, f.	Mycosis
Candidiasis, f.	Candidiasis

Mundsoor, m.	Oral Candidiasis; Thrush
Tinea pedis, f.	Tinea pedis; Athlete's foot
Kryptokokkose, f.	Cryptococcosis

Protozoenerkrankungen	Protozoal diseases
Amöbeninfektion, f.	Am(o)ebic infection
Amöbenruhr, f.	Am(o)ebic dysentery
Toxoplasmose, f.	Toxoplasmosis
Malaria, f.	Malaria

Andere Parasitosen	Other parasitoses
Scabies, f.	Scabies
Krätze,f.	Itch
Schlafkrankheit, f.	Sleeping sickness

Krankheitserreger	Disease agents
Bakterien, npl.	Bacteria
Chlamydien, fpl.	Chlamydia
Clostridium perfringens, n.	Clostridium perfringens
Haemophilus influenza, m.	H(a)emophilus influenzae
Klebsiella, f.	Klebsiella
Mykobakterien, npl.	Mycobacteria
Pneumocystis carinii, m.	Pneumocystis carinii
Proteus mirabilis, m.	Proteus mirabilis
Pseudomonas aeruginosa, m.	Pseudomonas aeruginosa
Staphylokokken, fpl.	Staphylococci
Streptokokken, fpl.	Streptococci

Viren, mpl.	Viruses
Adenovirus, n.	Adenovirus
Ebstein-Barr-Virus, n.	Ebstein-Barr virus
Enterovirus, n.	Enterovirus
HIV, n.	HIV
Pocken, fpl.	Smallpox; Variola
Windpocken, fpl.	Chickenpox; Varicella

Würmer, mpl.	Worms
Bandwurm, m.	Tapeworm
Rinderbandwurm, m.	Beef tapeworm
Peitschenwurm, m.	Whipworm

Hakenwurm, m.	Hookworm
Madenwurm, m.	Pinworm; Seatworm
Spulwurm, m.	Mawworm
Hundebandwurmkrankheit, f.; Echinococcose, f.	Hydatid disease; Echinococcosis
Hyphe, f.	Hypha
Darmparasit, m.	Intestinal parasite
Krankheitsüberträger, m.	Disease carrier
Keimträger von ..., m.	Carrier of ...
Floh, m.	Flea
Laus, f.	Louse (pl: Lice)
Made, f.	Maggot
Pilz, m.	Fungus
Zecke, f.	Tick

Kardiologie — Cardiology

Ischämische Erkrankungen des Herzens — Isch(a)emic heart diseases

Stenose, f.	Stenosis
(Chronisch) Ischämische Herzkrankheit, f.	(Chronic) Isch(a)emic heart disease
Angina pectoris, f.	Angina pectoris
Stabile Angina, f.	Stable angina
Herzinfarkt, m.	Heart attack
Myokardinfarkt, m.	Myocardial infarction

Herzvitien — Heart defects

Aortenisthmusstenose, f.	Aortic isthmus stenosis; Coarctation of the aorta
Aortenklappeninsuffizienz, f.	Aortic (valve) insufficiency; Aortic regurgitation
Aortenklappenstenose, f.	Aortic (valve) stenosis
Mitralklappeninsuffizienz, f.	Mitral (valve) insufficiency; Mitral regurgitation
Mitralklappenprolaps, m.	Mitral (valve) prolapse
Mitralklappenstenose, f.	Mitral (valve) stenosis
Pulmonalklappeninsuffizienz, f.	Pulmonary (valve) insufficiency; Pulmonary regurgitation
Pulmonalklappenstenose, f.	Pulmonary (valve) stenosis
Trikuspidalklappeninsuffizienz, f.	Tricuspid (valve) insufficiency; Tricuspid regurgitation

Trikuspidalklappenstenose, f.	Tricuspid (valve) stenosis
Ventrikelseptumdefekt, m.	Ventricular septal defect (VSD)
Vorhofseptumdefekt, m.	Atrial septal defect (ASD)

Entzündliche Erkrankungen des Herzens	Inflammatory heart diseases
Endokarditis, f.	Endocarditis
Myokarditis, f.	Myocarditis
Perikarditis, f.	Pericarditis

Herzrhythmusstörung	Cardiac dysrhythmia
Vorhofflattern, n.	Atrial flutter
Kammerflattern, n.	Ventricular flutter
Vorhofflimmern, n.	Atrial fibrillation
Kammerflimmern, n.	Ventricular fibrillation
Tachykardie, f.	Tachycardia
Bradykardie, f.	Bradycardia
Paroxysmale Tachykardie, f.	Paroxysmal tachycardia
Ventrikuläre Tachykardie, f.	Ventricular tachycardia
Extrasystole, f.	Extrasystole; Premature contraction
Palpitationen, fpl.	Palpitations

Reizleitungsstörung	Conduction disturbance
Atrioventrikulärer Block, m.	Atrioventricular block
Bifaszikulärer Block, m.	Bifascicular block
Trifaszikulärer Block, m.	Trifascicular block
Linksschenkelblock, m.	Left bundle branch block
Rechtsschenkelblock, m.	Right bundle branch block
Budd-Chiari-Syndrom, n.	Budd-Chiari syndrome
Präexzitations-Syndrom, n.	Preexcitation syndrome
Sick-Sinus-Syndrom, n.	Sick sinus syndrome

Weitere kardiologische Erkrankungen	Other cardiac diseases
Alkoholische Kardiomyopathie, f.	Alcoholic cardiomyopathy
Herzbeklemmung, f.	Heart oppression
Herzbeutelerguss, m.	Pericardial effusion
Herzbeuteltamponade, f.	Pericardial tamponade
Herzinsuffizienz, f.	Cardiac insufficiency; Heart failure
Links- / Rechtsherzinsuffizienz, f.	Left- / Right-sided heart failure
Herzneurose, f.	Cardiac neurosis
Herzstillstand, m.	Cardiac arrest

Herzverfettung, f.	Fatty degeneration of the heart
Herzversagen, n.	Heart failure
Kardiomegalie, f.	Cardiomegaly
Kardiomyopathie, f.	Cardiomyopathy
Pleuraerguss, m.	Pleural effusion
Plötzlicher Herztod, m.	Acute cardiac death
Hämoperikard, n.	H(a)emopericardium

Erkrankungen des Kreislaufs	Cardiovascular diseases
Bluthochdruck, m.	High blood pressure; Hypertension
Essentielle Hypertonie, f.	Essential Hypertension
Hypertensive Enzephalopathie, f.	Hypertensive encephalopathy
Hypotonie, f.	Hypotension
Kollaps, m.	Collapse
Kreislaufkollaps, m.	Circulatory collapse
Synkope, f.	Syncope
Schock, m.	Shock
Anaphylaktischer Schock, m.	Anaphylactic shock
Hypovolämischer Schock, m.	Hypovol(a)emic shock
Kardiogener Schock, m.	Cardiogenic shock

Erkrankungen des pulmonalen Kreislaufes	Pulmonary circulation diseases
Lungenembolie, f.	Pulmonary embolism
Pulmonale Hypertonie, f.	Pulmonary hypertension
Schlafapnoe, f.	Sleep apnea

Cererbrovaskuläre Erkrankungen	Cerebrovascular diseases
Hirninfarkt, m.	Cerebral infarction
Intrazerebrale Blutung, f.	(Intra)cerebral h(a)emorrhage
Schlaganfall, m.	Stroke; Cerebrovascular accident; Apoplexy
Subarachnoidalblutung, f.	Subarachnoid h(a)emorrhage

Erkrankungen der Gefäße	Vascular diseases
Atherosklerose, f.	Atherosclerosis
Stenose, f.	Stenosis
Thrombose, f.	Thrombosis
Thrombembolischer Verschluss, m.	Thromboembolic occlusion
Postthrombotisches Syndrom, n.	Post-thrombotic syndrome
Blutgerinnsel, n.	Blood clot

Embolie, f.	Emboly
Arteriitis, f.	Arteritis
Phlebitis, f.	Phlebitis
Thrombophlebitis, f	Thrombophlebitis
Varize, f.	Varix
Aneurysma, n.	Aneurysm
Aortenaneurysma, n.	Aortic aneurysm
Dissektion der Aorta, f.	Aortic dissection
Raynaud-Syndrom, n.	Raynaud's syndrome
Thrombangiitis obliterans, f.	Thromboangiitis obliterans; Buerger's disease
Pfortaderthrombose, f.	Pylethrombosis; Portal vein thrombosis

Neoplasien — Neoplasia

Adenom, m.	Adenoma
Karzinom, n.	Carcinoma
Lymphom, n.	Lymphoma
Tumor, m.	Tumo(u)r
Gallenblasenkarzinom, n.	Gallbladder carcinoma
Harnblasenkarzinom, n.	Bladder carcinoma
Dickdarmkrebs, m.	Colon cancer
Dünndarmkrebs, m.	Small intestine cancer
Magenkarzinom, n.	Stomach cancer; Gastric carcinoma
Mundbodenkarzinom, n.	Cancer of the floor of the mouth
Ösophaguskarzinom, n.	(O)Esophageal carcinoma
Pankreaskarzinom, n.	Pancreatic carcinoma
Rektumkarzinom, n.	Rectal carcinoma
Leberzellkarzinom, n.	Hepatocellular carcinoma
Mammakarzinom, n.	Breast carcinoma
Cervixkarzinom, n.	Cervical carcinoma
Ovarialkarzinom, n.	Ovarian carcinoma
Prostatakarzinom, n.	Prostate carcinoma
Hodenkrebs, m.	Testicular cancer
Bronchialkarzinom, n.	Bronchial carcinoma
Mesotheliom, n.	Mesothelioma
Hirntumor, m.	Brain tumo(u)r

Schilddrüsenkarzinom, n.	Thyroid carcinoma
Bösartiges Melanom der Haut, n.	Malignant melanoma of the skin
Kaposi-Sarkom der Haut, n.	Kaposi's sarcoma of the skin

Pulmonologie / Pulmonology

Pulmonologie	Pulmonology
Erkrankungen der oberen Luftwege	**Diseases of the upper air passages**
Tonsillitis, f.	Tonsillitis
(Erkältungs-) Schnupfen, m.	(Common) Cold; Acute rhinitis
Halsschmerzen, f.	Sore throat
Epiglottitis, f.	Epiglottitis
Epistaxis, f.	Epistaxis; Nosebleed
Laryngospasmus, m.	Laryngospasm
Niesen, n.	Sneezing
Stridor, m.	Stridor
Pharyngitis, f.	Pharyngitis
Grippe, f.	Influenza; Flu
Hämoptoe, f.	H(a)emoptysis
Laryngitis, f.	Laryngitis
Nasenpolyp, m.	Nasal polyp
Chronische Rhinitis, f.	Chronic rhinitis
Schluckauf, m.	Singultus; Hiccup
Sinusitis, f.	Sinusitis
Stirnhöhlenentzündung, f.	Frontal sinusitis
Kiefernhöhlenentzündung, f.	Maxillary sinusitis
Nasenseptumdeviation, f.	Deviation of the nasal septum
Respiratorische Infektionen	**Respiratory infections**
Abszess der Lunge, m.	Pulmonary abscess
Eosinophiles Lungeninfiltrat, n.	Pulmonary infiltrate with eosinophilia
Pneumonie, f.	Pneumonia
Viruspneumonie, f.	Viral pneumonia
Lobärpneumonie, f.	Lobar pneumonia
Vogelzüchterlunge, f.	Bird-fancier's lung
Farmerlunge, f.	Farmer's lung
Obstruktive Erkrankungen der Lunge	**Obstructive pulmonary diseases**
Asthma bronchiale (extrinsisch / intrinsisch), n.	Bronchial asthma (extrinsic / intrinsic)
Bronchiektase, f.	Bronchiectasis

Bronchitis, f.	Bronchitis
Chronisch obstruktive Lungenerkrankung, f.	Chronic obstructive pulmonary disease (COPD)
Emphysem, n.	Emphysema
Lungenstauung, f.	Pulmonary congestion
Status asthmaticus, m.	Status asthmaticus

Weitere pulmonale Erkrankungen	**Other pulmonary diseases**
Asphyxie, f.	Asphyxia
Aspiration, f.	Aspiration
Atemnotsyndrom, n.	Respiratory distress syndrome
Atemstillstand, m.	Respiratory arrest
Bronchiolitis, f.	Bronchiolitis
Hämatothorax, m.	H(a)em(at)othorax
Hyperventilation, f.	Hyperventilation
Larynxödem, n.	Laryngeal (o)edema
Lungenödem, n.	Pulmonary (o)edema
Pleuraerguss, m.	Pleural effusion
Pleuritis, f.	Pleurisy
Pneumothorax (spontan), m.	(Spontaneous) Pneumothorax
Spannungspneumothorax, m.	Tension pneumothorax
Respiratorische Insuffizienz, f.	Respiratory failure / insufficiency
Sequester, m.	Sequestrum
Siderose, f.	Siderosis

Rheumatologie — Rheumatology

Krankheiten des Skeletts, der Muskel und des Bindegewebes	**Skeleton, muscle and connective tissue diseases**
(Kypho-) Skoliose, f.	(Kypho-) Scoliosis
Hallux rigidus, m.	Hallux rigidus; Stiff big toe
Hallux valgus m.	Hallux valgus; Bunion
Ischialgie, f.	Ischialgia
Koxarthrose, f.	Coxarthrosis
Muskelatrophie, f.	Muscular atrophy
Muskelschwund, m.	Muscle wasting
Myalgie, f.	Myalgia
Neuralgie, f.	Neuralgia
Osteomalazie, f.	Osteomalacia
Osteoporose, f.	Osteoporosis

Tortikollis, m.	Torticollis; Wryneck; Stiffneck
Rachitis, f.	Rickets; Rachitis
Eosinophile Fasziitis, f.	Eosinophilic fasciitis
Myositis, f.	Myositis
Neuritis, f.	Neuritis
Osteomyelitis, f.	Osteomyelitis

Arthropathien	Arthropathy
Ankylose, f.	Ankylosis
Bursitis, f.	Bursitis
Ganglion, n.	Ganglion
Gelenkerguss, m.	Joint effusion
Gelenkkontraktur, f.	Joint contracture
Gelenkschmerz, m.	Arthralgia
Gelenksteife, f.	Ankylosis
Hämarthros, n.	H(a)emarthrosis
Arthrose, f.	Arthrosis
Polyarthrose, f.	Polyarthrosis
Rhizarthrose, f.	Rhizarthrosis
Schlottergelenk, n.	Flail joint
Eitrige Arthritis, f.	Pyogenic arthritis
Entzündliche Polyarthropathie, f.	Inflammatory polyarthropathy
Panarteriitis nodosa, f.	Polyarteriitis nodosa
Gicht, f.	Gout
Gonarthrose, f.	Gonarthrosis
Habituelle Luxation, f.	Habitual dislocation

Dorsopathien	Back disorders
Bandscheibendegeneration, f.	Intervertebral disc (BE) / disk (AE) degeneration
Bandscheibenschaden, m.	Intervertebral disc (BE) / disk (AE) damage; Discopathy
Bandscheibenvorfall, m.	Herniated / Slipped disc (BE) / disk (AE)
Kyphose, f.	Kyphosis
Lordose, f.	Lordosis
Osteochondrose der Wirbelsäule, f.	Spinal osteochondrosis

Rheumatische Erkrankungen	Rheumatic diseases
Behçet-Krankheit, f.	Behçet's disease
Fibromatose, f.	Fibromatosis

Heberden-Knoten, m.	Heberden's nodes
Spondylitis ankylosans, f.	Ankylosing spondylitis
Polymyalgia rheumatica, f.	Polymyalgia rheumatica
Reiter-Krankheit, f.	Reiter's disease
Rheumatismus, m.	Rheumatism
Rheumaknoten, m.	Rheumatic / Aschoff nodule
Riesenzellarteriitis, f.	Giant-cell arteritis
Schmorl-Knötchen, n.	Schmorl's nod(ul)e
Schnellender Finger, m.	Trigger finger
Sicca / Sjögren-Syndrom, n.	Sicca / Sjögren's syndrome
Spondylolisthesis, f.	Spondylolisthesis
Spondylolyse, f.	Spondylolysis
Spondylose, f.	Spondylosis
Systemische Sklerose, f.	Systemic sclerosis
Wegener-Granulomatose, f.	Wegener's granulomatosis

Dermatologie — Dermatology

Befunde und Symptome	Findings and symptoms
Effloreszenz, f.	Efflorescence
Makula, f.	Macula
Papel, f.	Papule
Pustel, f.	Pustule
Quaddel, f.	Urtica; Wheal
Blase, f.	Blister
Bläschen, n.	Vesicle
Erosion, f.	Erosion
Schuppe, f.	Squama; Scale
Abschuppung, f.	Desquamation
Kruste, f.	Crust; Scab
Atrophie der Haut, f.	Skin atrophy
Petechien, f.	Petechiae
Purpura, f.	Purpura
Thrombozytopenische Purpura, f.	Thrombocytopenic purpura
Ekzem, n.	Eczema
Erythem, n.	Erythema
Exanthem, n.	Exanthema
Ausschlag, m.	Rash
Angioneurotisches Ödem, n.	Angioneurotic (o)edema
Muttermal, n.	Birthmark

Café-au-lait-Fleck, m.	Café-au-lait spot
Chloasma, n.	Chloasma; Melasma
Hämatom, n.	H(a)ematoma
Falte, f.	Wrinkle
Keloid, n.	Keloid
Pickel, m.	Pimple
Warze, f.	Wart
Koplik'sche Flecken, mpl.	Koplik's spots
Erythema nodosum, n.	Erythema nodosum
Gänsehaut, f.	Goose bumps; Gooseflesh
Lymphödem, n.	Lymph(o)edema
Darier´sche Krankheit, f.	Darier's disease

Dermatosen und andere Erkrankungen der Haut	Dermatoses and other skin diseases
Ulcus cruris, n.	Leg ulcer
Chronisches Ulcus, m.	Chronic ulcer
Dekubitalgeschwür, n.	Decubitus ulcer; Bed sore
Gangrän, f.	Gangrene
Systemischer Lupus erythematodes, m.	Systemic lupus erythematosus
Pemphigus (vulgaris), n.	Pemphigus (vulgaris)
Lichen ruber planus, m.	Lichen (ruber) planus
Psoriasis vulgaris, f.	Psoriasis vulgaris
Urtikaria, f.; Nesselfieber, n.	Urticaria; Hives; Nettle rash
Vitiligo, m.	Vitiligo
Sonnenbrand, m.	Sunburn
Seborrhoisches Ekzem, n.	Seborrh(o)eic eczema
Hämangiom, n.	H(a)emangioma
Kaposi Sarkom, n.	Kaposi's sarcoma
Lymphangiom, n.	Lymphangioma
Basaliom, n.	Basal cell carcinoma; Basalioma
Pilonidalzyste, f.	Pilonidal cyst
Rhinophym, n.	Rhinophyma
Akne, f.	Acne

Infektionen der Haut und des subkutanen Gewebes	Infections of the skin and the subcutaneous tissue
Impetigo contagiosa, f.	Impetigo contagiosa
Lymphadenitis, f.	Lymphadenitis
Phlegmone, f.	Phlegmon

Pyodermie, f.	Pyoderma
Hautabszess, m.	Skin abscess
Hautgeschwür, n.	Skin ulcer
Fußpilz, m.	Athlete's foot; Tinea pedis
Tinea, f.	Tinea; Ringworm
Vaskulitis, f.	Vasculitis
Bullöses Pemphigoid, n.	Bullous pemphigoid

Erkrankungen der Nägel	**Nail diseases**
Unguis incarnatus, m.	Ingrown nail; Unguis incarnatus
Panaritium, n.	Panaris

Erkrankungen der Haare und der Haarbälge	**Diseases of hair and hair follicles**
Alopezia areata, f.	Alopecia areata
Anhidrose, f.	An(h)idrosis
Hirsutismus, m.	Hirsutism

Furunkel, n.	Furuncle
Karbunkel, n.	Carbuncle

Hühneraugen und Hornhautschwielen	**Corns and calluses**
Hühnerauge, n.	Corn
Hornhautschwiele, f.	Callus
Hyperkeratotische Plaques, fpl.	Hyperkeratotic plaques

Allergie	**Allergy**
Atopisches [endogenes] Ekzem, n.	Atopic eczema / dermatitis
Neurodermitis, f.	Neurodermatitis
Kontaktdermatitis, f.	Contact dermatitis
Photoallergische Reaktion, f.	Photoallergic reaction
Insektenstich, m.	Insect sting / bite

Geburtshilfe	**Obstetrics**

Schwangerschaft	**Pregnancy**
Schwangere, f.	Pregnant woman
Erstgebärende, f.	Primipara
Frau, die einmal geboren hat, f.	Unipara
Frau, die mehrfach geboren hat, f.	Multipara

Frau, die noch nicht geboren hat, f.	Nullipara
Pränatales Screening, n.	Prenatal screening
Genetische Beratung, f.	Genetic counseling
Vorsorgeuntersuchung, f.	Screening / Preventive examination
Kindsbewegungen, fpl.	F(o)etal movements
Leopoldscher Handgriff, m.	Leopold's maneuvres (BE) / manoeuvers (AE)

Komplikationen während der Schwangerschaft	Complications during pregnancy
Spontanabort, m.	Spontaneous abortion; Miscarriage
Missed abortion, f.	Missed abortion
Ärztlich eingeleiteter Abort, m.	Induced abortion
Extrauteringravidität, f.	Ectopic pregnancy
Risikoschwangerschaft, f.	High-risk pregnancy
Mehrlingsschwangerschaft, f.	Multiple pregnancy
Zwillingsschwangerschaft, f.	Twin pregnancy
Drillingsschwangerschaft, f.	Triplet pregnancy
Vierlingsschwangerschaft, f.	Quadruplet pregnancy
Präeklampsie, f.	Preeclampsia
Eklampsie, f	Eclampsia
Gestationshypertonie, f.	Gestational hypertension
Hyperemesis gravidarum, f.	Hyperemesis gravidarum
Diabetes mellitus in der Schwangerschaft, m.	Gestational diabetes mellitus
Fetale Mangelernährung, f.	F(o)etal malnutrition
Intrauterine Mangelentwicklung, f.	Intrauterine growth retardation
Blasenmole, f.	Hydatidiform mole
Oligohydramnion, n.	Oligohydramnios
Polyhydramnion, n.	Polyhydramnios
Schwangerschaftsproteinurie, f.	Gestational proteinuria; Pregnancy induced proteinuria
Schwangerschaftsödem, n.	Gestational (o)edema
Schwangerschaftsstreifen, m.	Stretch marks (from pregnancy)
Zervixinsuffizienz, f.	Cervical incompetence

(Spontan-) Geburt	(Spontaneous) Delivery
Unkomplizierte Geburt, f.	Uncomplicated delivery
Einstellung des Fetus, f.	F(o)etal presentation
Hoher Geradstand, m.	High longitudinal position

Kopflage, f.	Cephalic presentation
Scheitellage, f.	Vertex presentation
Beckenendlage, f.	Pelvic / Breech presentation
Steißlage, f.	Pelvic / Breech presentation
Haltung des Fetus, f.	F(o)etal attitude
Beugehaltung, f.	Flexion
Extensionshaltung, f.	Extension
Lage des Fetus, f.	F(o)etal lie
Längslage, f.	Longitudinal lie
Querlage, f.	Transverse lie
Stirnlage, f.	Brow presentation
Gesichtslage, f.	Face presentation
Fruchtblase, f.	Amniotic sac; Bag of waters
Fruchtwasser, n.	Amniotic fluid
Blasensprung, m.	Rupture of the (f(o)etal) membranes
Wehe, f.	Labo(u)r (pain)
Erweiterung, f. / Verstreichen, n. der Zervix	Dilat(at)ion / Effacement of the cervix
Austreibungsphase, f.	Second stage of labo(u)r; Stage of expulsion
Einschneiden des Kopfes, n.	Crowning
Führender Teil des Fetus, m.	Presenting part of the f(o)etus
Nabelschnur, f.	Umbilical cord
Nachgeburtsperiode, f.	Third stage of labo(u)r; Placental stage
Plazenta, f.	Placenta
Ablösung der Plazenta, f.	Separation / Detachment of placenta
Geburtskomplikationen	Delivery complications
Komplizierte Geburt, f.	Complicated delivery
Mehrlingsgeburt, f.	Multiple birth
Vorzeitiger Blasensprung, m.	Premature rupture of membranes (PROM)
Sturzgeburt, f.	Precipitate labo(u)r / delivery
Geburtshindernis durch Fehllage des Fetus, n.	Obstructed labo(u)r due to malposition and malpresentation of f(o)etus
Kaiserschnitt, m.	C(a)esarean section
Dammriss unter der Geburt (ersten bis vierten Grades), m.	(First to fourth degree) Perineal laceration / tear
Dammschnitt, m.	Episiotomy; Perineotomy
Extraktion mit Saugglocke, f.	Vacuum extractor delivery
Zangenextraktion, f.	Forceps delivery
Placenta praevia, f.	Placenta pr(a)evia

Blutverlust, m.	Loss of blood
Uterusausschabung, f.	(Uterine) Curettage

Wochenbett	Childbed
Laktation, f.	Lactation
Lochien, fpl.	Lochia
Rückbildung des Uterus, f.	Uterine involution

Komplikationen des Wochenbettes	Puerperal complications
Postpartale Blutung, f.	Post partum bleeding
Puerperalfieber, n.	Childbed / Puerperal fever
Fruchtwasserembolie, f.	Amniotic fluid embolism

Gynäkologie — Gyn(a)ecology

Erkrankungen der Brust (-drüse)	Mammary diseases
Fibrosklerose der Mamma, f.	Fibrosclerosis of breast
Galaktorrhoe, f.	Galactorrhea
Knoten (der Brust), m.	Breast lump

Erkrankungen der Gebärmutter und der Adnexen	Diseases of the uterus and uterine appendages
Gebärmuttersenkung, f.	Uterine descent
Uterusmyom, n.	Uterine myoma
Uterusprolaps, m.	Uterine prolapse
Follikelzyste des Ovars, f.	Follicular cyst of ovary
Oophoritis, f.	Oophoritis
Ovarialzyste, f.	Ovarian cyst
Salpingitis, f.	Salpingitis
Stieldrehung der Ovarien, f.	Ovarian torsion

Weitere Erkrankungen der Geschlechtsorgane	Other diseases of the genitals
Kolpitis, f.	Vaginitis; Colpitis
Vulvitis, f.	Vulvitis
Bartholin-Abszess, m.	Bartholin's abscess
Bartholin-Zyste, f.	Bartholin's cyst
Dyspareunie, f.	Dyspareunia
Unfruchtbarkeit, f.	Sterility; Infertility
Sterilität der Frau	Female sterility

Sterilität bei Anovulation, f.	Sterility due to anovulation
Vaginaler Ausfluss, m.	Vaginal discharge
Vaginismus, m.	Vaginism(us)

Hormonelle Erkrankungen	**Hormonal diseases**
Endometriose, f.	Endometriosis
Klimakterische Störung, f.	Menopausal / Climacteric disorder
Mittelschmerz, m.	Intermenstrual pain; Mittelschmerz
Postmenopausenblutung, f.	Postmenopausal bleeding
Prämenstruelle Beschwerden, fpl.	Premenstrual disorders
Primäre Amenorrhoe, f.	Amenorrhea
Unregelmäßiger Zyklus, m.	Irregular cycle

Neonatologie und Pädiatrie — Neonatology and P(a)ediatrics

Neugeborenes, n.	Newborn; Neonate
Zwillinge, f.	Twins
Reifgeborenes, n.	Mature neonate
Gestationsalter, n.	Gestational age
Lanugobehaarung, f.	Lanugo (hair)
Mekonium, n.	Meconium
Muttermal, n.	Birthmark
Naevus, m.	N(a)evus
Kopfumfang, m.	Circumference of the head
Fontanelle, f.	Fontanel(le)
Kindheit, f.	Childhood
Vorsorgeuntersuchung, f.	Screening / Preventive examination
Perzentile, f.	Percentile

Angeborene Erkrankungen und Missbildungen	**Congenital diseases and deformities**
Pulmonal	Pulmonary
Asphyxie, f.	Asphyxia
Atemnotsyndrom, n.	Respiratory distress syndrome (RDS)
Mekoniumaspiration, f.	Meconium aspiration
Kardiologisch	Cardiological
Ventrikelseptumdefekt, m.	Ventricular septal defect (VSD)
Vorhofseptumdefekt, m.	Atrial septal defect (ASD)
Fallot-Tetralogie, f.	Tetralogy of Fallot

Pulmonalklappenatresie, f.	Pulmonary atresia
Angeborene Trikuspidalklappenstenose, f.	Congenital tricuspid (valve) stenosis
Ebstein-Anomalie, f.	Ebstein('s) anomaly
Stenose der Aorta, f.	Aortic stenosis
Choanalatresie, f.	Choanal atresia
Situs inversus, m.	Situs inversus; Visceral inversion
Orthopädisch	Orthop(a)edic
Hühnerbrust, f.	Pigeon breast
Kopfverformung, f.	Dyscephaly
Klumpfuß, m.	Clubfoot
Geburtsverletzung, f.	Birth injury
Kephalhämatom, n.	Cephalh(a)ematoma
Anenzephalie, f.	Anencephaly
Enzephalozele, f.	Encephalocele
Mikrozephalie, f.	Microcephaly
Angeborener Hydrozephalus, m.	Congenital hydrocephalus
Spina bifida, f.	Spina bifida; Cleft spine
Gaumenspalte, f.	Cleft palate
Lippenspalte, f.	Cleft / Hare lip
Hasenscharte, f.	Cleft / Hare lip
Makroglossie, f.	Macroglossia
Polydaktylie, f.	Polydactyly
Syndaktylie, f.	Syndactyly
Hypertelorismus, m.	Hypertelorism
Achondroplasie, f.	Achondroplasia
Osteogenesis imperfecta, f.	Osteogenesis imperfecta
Siamesische Zwillinge, mpl.	Siamese twins
Schielen, n.	Squint; Strabismus; Crossed eyes
Verdauungstrakt, Niere und Genitalorgane	Digestive tract, kidney and genital organs
Mekoniumileus, m.	Meconium ileus
Ösophagusatresie, f.	(O)Esophageal atresia
Hypertrophische Pylorusstenose, f.	(Hypertrophic) Pyloric stenosis
Meckel-Divertikel, n.	Meckel's diverticulum
Hirschsprung-Krankheit, f.	Hirschsprung's disease
Atresie der Gallengänge, f.	Bile duct atresia
Hypospadie, f.	Hypospadias
Epispadie, f.	Epispadias
Potter-Syndrom, n.	Potter's syndrome

Embryofetopathie, f.	Embryof(o)etopathy
Alkohol-Embryopathie, f.	F(o)etal alcohol syndrome
Rötelnembryopathie, f.	Rubella embryopathy
Angeborene Zytomegalie, f.	Congenital cytomegaly; Cytomegalic inclusion (body) disease
ABO- / RH-Isoimmunisierung, f.	AB0 / Rhesus iso-immunisation (BE) / Rhesus iso-immunization (AE)
Hydrops fetalis, m.	F(o)etal hydrops
Kernikterus, m.	Kernicterus
Erythema toxicum neonatorum, n.	Erythema toxicum (neonatorum)
Angeborene Hydrozele, f.	Congenital hydrocele
Marfan-Syndrom, n.	Marfan's syndrome
Fragile X-Syndrom, n.	Fragile X syndrome
Down-Syndrom, n.	Down's syndrome
Turner-Syndrom, n.	Turner's syndrome
Klinefelter-Syndrom, n.	Klinefelter's syndrome

Entwicklungsstörungen	**Developmental disturbances**
Frühgeborenes, n.	Premature baby / infant
Gedeihstörungen, f.	Failure to thrive
(Extreme) Unreife, f.	(Extreme) Immaturity
Übergewichtiges Neugeborenes, n.	Overweight baby

Sonstiges	**Miscellaneous**
Plötzlicher Kindstod, m.	Sudden infant death syndrome (SIDS)
Fieberkrampf, m.	Febrile convulsion
Kawasaki-Syndrom, n.	Kawasaki syndrome / disease
Hyperaktivitätssyndrom, n.	Hyperactivity disorder
Windeldermatitis, f.	Diaper dermatitis

Nephrologie und Urologie	**Nephrology and Urology**
Hämaturie, f.	H(a)ematuria
Pyurie, f.	Pyuria
Akuter Harnverhalt, m.	Acute retention of urine
Pollaki(s)urie, f.	Pollaki(s)uria
Proteinurie, f.	Proteinuria
Dysurie, f.	Dysuria
Überlaufblase, f.	Overflow incontinence

Erkrankungen der ableitenden Harnwege	Diseases of the efferent urinary tract
Harnröhrenverschluss, m.	Obstructive uropathy; Urethral obstruction
Nephrotisches Syndrom, n.	Nephrotic syndrome
Pyelonephritis, f.	Pyelonephritis
Hydronephrose, f.	Hydronephrosis
Hydroureter, m.	Hydroureter
Pyonephrose, f.	Pyonephrosis
Nierenabszess, m.	Renal abscess
Perinephritischer Abszess, m.	Perinephric abscess
Akutes Nierenversagen, n.	Acute renal failure
Chronische Niereninsuffizienz, f.	Chronic renal failure
Terminale Niereninsuffizienz, f.	Endstage renal disease (ESRD)
Nierenstein, m.	Kidney stone
Ureterstein, m.	Ureteral calculus
Nierenkolik, f.	Renal colic
Renale Osteodystrophie, f.	Renal osteodystrophy
Schrumpfniere, f.	Contracted kidney
Zyste der Niere, f.	Renal cyst
Zystitis, f.	Cystitis
Harnblasendivertikel, n.	Bladder diverticulum
Urethritis, f.	Urethritis
Harnröhrenstriktur, f.	Urethral stricture
Stressinkontinenz, f.	Stress incontinence
Harninkontinenz, f.	Urinary incontinence

Affektionen des Penis	Diseases of the penis
Phimose, f.	Phimosis
Priapismus, m.	Priapism
Impotenz (organischen Ursprungs), f.	Impotence (of organic origin)

Orchitis und Epididymitis	Orchitis and epididymitis
Hydrozele, f.	Hydrocele
Spermatozele, f.	Spermatocele
Hodentorsion, f.	Testicular torsion
Orchitis, f.	Orchitis
Epididymitis, f.	Epididymitis
Sterilität beim Mann, f.	Male sterility

Erkrankungen der Prostata	Diseases of the prostate
Prostatahyperplasie, f.	Prostatic hyperplasia

Neurologie / Neurology

Neurologie	Neurology
Entzündliche Erkrankungen des zentralen Nervensystems	Inflammatory diseases of the central nervous system
Enzephalitis, f.	Encephalitis
Meningitis, f.	Meningitis
Myelitis, f.	Myelitis
Enzephalomyelitis, f.	Encephalomyelitis
Demyelinisierende Erkrankungen	Demyelinating diseases
Multiple Sklerose, f.	Multiple sclerosis
Leukodystrophie, f.	Leukodystrophy
Encephalomyelitis disseminata, f.	Disseminated encephalomyelitis
Gefäßerkrankungen	Vascular diseases
Hirninfarkt, m.	Cerebral infarction
Hirnblutung, f.	(Intra-) Cerebral h(a)emorrhage
Subarachnoidalblutung, f.	Subarachnoid h(a)emorrhage
(Sinus-) Venenthrombose, f.	(Sinus) Venous thrombosis
Hirnstammsyndrom, n.	Brainstem syndrome
Degenerative Erkrankungen	Degenerative diseases
Demenz, f.	Dementia
Alzheimer-Krankheit, f.	Alzheimer's disease
Frontotemporale Demenz, f.	Frontotemporal dementia
Parkinson-Krankheit, f.	Parkinson's disease
Amyotroph(isch)e Lateralsklerose, f.	Amyotrophic lateral sclerosis (ALS)
Erbliche neurodegenerative Erkrankungen	Hereditary neurodegenerative diseases
Hereditäre Ataxie, f.	Hereditary ataxia
Chorea Huntington, f.	Huntington's disease / chorea
Phakomatose, f.	Phacomatosis
Kopfschmerzen	Headache
Migräne, f.	Migraine
Spannungskopfschmerz, m.	Tension headache
Cluster-Kopfschmerz, m.	Cluster headache
Trigeminusneuralgie, f.	Trigeminal neuralgia; Tic douloureux

Epilepsie	**Epilepsy**
Krampf, m.	Spasm; Cramp; Convulsion
Krampfanfall, m.	Seizure
Epileptischer Anfall, m.	Epileptic seizure / fit
Grand- / Petit-mal-Status, m.	Grand / Petit mal seizure
Störungen der Liquorzirkulation	**Disorders of cerebrospinal fluid circulation**
Hirndruck, m.	Intracranial pressure
Hydrozephalus, m.	Hydrocephalus, m.
Hirnödem, n.	Cerebral (o)edema
Tumoren des Nervensystems	**Tumo(u)rs of the nervous system**
Intrakranielle Raumforderung, f.	Intracranial space-occupying lesion
Missbildungen des Nervensystems	**Malformations of the nervous system**
Syringomyelie, f.	Syringomyelia
Syringobulbie, f.	Syringobulbia
Erkrankungen des peripheren Nervensystems	**Diseases of the peripheral nervous system**
Polyneuropathie, f.	Polyneuropathy
Diabetische Polyneuropathie, f.	Diabetic polyneuropathy
Alkohol-Polyneuropathie, f.	Alcoholic polyneuropathy
Guillain-Barré-Syndrom, n.	Guillain-Barré syndrome
Karpaltunnel-Syndrom, n.	Carpal tunnel syndrome
Muskelerkrankung, f.	Muscle disease
Erkrankungen der motorischen Endplatte	**Diseases of the (motor) end-plate**
Myasthenia gravis, f.	Myasthenia gravis
Narkolepsie, f.	Narcolepsy
Polyneuritis, f.	Polyneuritis
Neurologische Symptome	**Neurologic symptoms**
(Akustische / Optische) Halluzination, f.	(Auditory / Visual) Hallucination
(Essentieller) Tremor, m.	(Essential) Tremor
Alexie, f.	Alexia
Anarthrie, f.	Anarthria
Anterograde / Retrograde Amnesie, f.	Anterograde / Retrograde Amnesia
Aphasie, f.	Aphasia
Apraxie, f.	Apraxia

Bewusstseinstörung, f.	Impaired consciousness; Mental blackout
Dysarthrie, f.	Dysarthria
Dyslexie, f.	Dyslexia
Dysphasie, f.	Dysphasia
Enzephalopathie, f.	Encephalopathy
Erregung, f.	Excitement
Faszikulationen, fpl.	Fasciculations
Fazialislähmung, f.	Facial (nerve) paresis / paralysis
Gangstörung, f.	Gait disturbance
Halluzination, f.	Hallucination
Hemiplegie, f.	Hemiplegia
Hyperaktivität, f.	Hyperactivity
Kataplexie, f.	Cataplexy
Kinetose, f.	Motion sickness; Kinetosis
Kleinhirnsyndrom, n.	Cerebellar syndrome
Koma, n.	Coma
Lähmung, f.	Paralysis; Palsy
Meningismus, m.	Meningism
Mouches volantes, f.	Floaters
Myoklonus, m.	Myoclonus
Nervosität, f.	Nervousness
Neuralgische Amyotrophie, f.	Neuralgic amyotrophy
Ohrensausen, n.	Ringing in the ear
Paraplegie, f.	Paraplegia
Phantomschmerz, m.	Phantom limb pain
Psychogene Amnesie, f.	Psychogenic amnesia
Rigidität, f.	Rigidity
Ruhelosigkeit, f.	Agitation
Schlaflosigkeit, f.	Insomnia
Schluckauf, m.	Hiccup
Somnolenz, f.	Somnolence
Spastische Zerebralparese, f.	Spastic cerebral palsy
Stummheit, f.	Mutism
Stupor, m.	Stupor
Taubheit, f.	Deafness
Taumel, m.	Reeling
Tetanie, f.	Tetany
Tetraplegie, f.	Quadriplegia; Tetraplegia

Hals-Nasen-Ohrenheilkunde	Ear, Nose, and Throat (ENT)

Schwindel	Vertigo
Benigner paroxysmaler Schwindel, m.	Benign paroxysmal vertigo
Hörsturz, m.	Acute hearing loss
Lagerungsschwindel, m.	Positional vertigo
Ménière-Krankheit, f.	Ménière's disease
Neuropathia vestibularis, f.	Vestibular neuropathy
Peripherer Schwindel, m.	Peripheral vertigo
Schwindel zentralen Ursprungs, m.	Vertigo of central origin

Entzündliche Erkrankungen	Inflammatory diseases
Mittelohrentzündung, f.	Inflammation of the middle ear; Otitis media
Mastoiditis, f.	Mastoiditis
Otitis externa, f.	Otitis externa; External otitis
Akute Entzündung der Kieferhöhle, f.	Acute maxillary sinusitis
Akute Entzündung der Stirnhöhle, f.	Acute frontal sinusitis
Akute Entzündung der Siebbeinhöhle, f.	Acute ethmoid sinusitis
Akute Entzündung der Keilbeinhöhle, f.	Acute sphenoid sinusitis

Hörstörungen	Hearing defects
Lärmschädigungen des Innenohres, f.	Acoustic trauma
Presbyakusis, f.	Presby(a)cusis

Weitere Erkrankungen des Ohres	Other diseases of the ear
Blutung aus dem äußeren Gehörgang, f.	Bleeding from the external auditory canal
Taubstummheit, f.	Deaf-mutism
Cholesteatom, n.	Cholesteatoma
Cerumen obturans, n.	Impacted cerumen
Trommelfellperforation, f.	Perforation of the eardrum
Otosklerose, f.	Otosclerosis
Verschluss der Tuba auditiva, m.	Obstruction of the auditory tube

Ophthalmologie	Ophthalmology

Entzündliche Erkrankungen des Auges	Inflammatory diseases of the eye
Konjunktivitis, f.	Conjunctivitis
Keratitis, f.	Keratitis
Keratokonjunktivitis, f.	Keratoconjunctivitis

Iridozyklitis, f.	Iridocyclitis
Neuritis optica, f.	Optic neuritis

Weitere Erkrankungen des Auges	**Other diseases of the eye**
Hordeolum, n.	Hordeolum
Chalazion, m.	Chalazion
Ektropium, n.	Ectropion
Ptosis, f.	Ptosis
Exophthalmus, m.	Exophthalmos
Enophthalmus, m.	Enophthalmos
Pterygium, n.	Pterygium
Katarakt (senil), m.	(Senile) Cataract
Netzhautablösung, f.	Retinal detachment
Verschluss der A. centralis retinae, m.	Occlusion of the central artery of the retina
Degeneration der Makula, f.	Macular degeneration
Netzhautblutung, f.	Retinal h(a)emorrhage
Diabetische Retinopathie, f.	Diabetic retinopathy
Glaukom, n.	Glaucoma
Glaskörperblutung, f.	Intravitreal h(a)emorrhage
Stauungspapille, f.	Choked disc (BE) / disk (AE); Papill(o)edema
Optikusatrophie, f.	Optic (nerve) atrophy
Strabismus (paralyticus), m.	(Spastic) Strabismus
Nystagmus, m.	Nystagmus

Sehstörung	**Visual impairment**
Myopie, f.	Myopia
Astigmatismus, m.	Astigmatism
Presbyopie, f.	Presbyopia
Akkommodationsstörung, f.	Accomodative disorder
Diplopie, f.	Diplopia
Gesichtsfelddefekt, m.	Visual field defect
Farbsinnstörung, f.	Colo(u)r perception defect
Blindheit, f.	Blindness
Nachtblindheit, f.	Night blindness

Psychiatrie	**Psychiatry**

Organische Psychosen	**Organic psychoses**
Delir, n.	Delirium

Drogenentzugssyndrom, n.	Drug withdrawal syndrome
Demenz, f.	Dementia
Vaskuläre Demenz, f.	Vascular dementia

Andere Psychosen	Other psychoses
Schizophrenie, f.	Schizophrenia
Multiple Persönlichkeit, f.	Multiple personality disorder; Dissociative identity disorder
Affektive Psychose, f.	Affective psychosis
Depression, f.	Depression
Manie, f.	Mania

Neurosen	Neuroses
Zwangsstörung, f.	Obsessive-compulsive disorder (OCD)
Hypochondrie, f.	Hypochondria(sis)
Somatisierung (-stendenz), f.	Somatisation (BE) / Somatization (AE) (tendency)
Phobie, f.	Phobia
Agoraphobie, f.	Agoraphobia
Persönlichkeitsstörung, f.	Personality disorder

Sexuelle Verhaltensstörungen	Sexual behavio(u)r disorders
Exhibitionismus, m.	Exhibitionism
Sadomasochismus, m.	Sadomasochism
Sexueller Missbrauch, m.	Sexual abuse

Sonstiges	Miscellaneous
Schlafstörung, f.	Sleep disorder
Schlafwandeln, n.	Sleepwalking
Alptraum, m.	Nightmare
Angststörung, f.	Anxiety disorder
Essstörung, f.	Eating disorder
Anorexia nervosa, f.	Anorexia (nervosa)
Bulimia nervosa, f.	Bulimia (nervosa)
Verhaltensstörung, f.	Behavio(u)r(al) disorder
Anpassungsstörung, f.	Adjustment disorder
Halluzination, f.	Hallucination
Stottern, n.	Stuttering
Ticstörung, f.	Tic disorder

Aufregung, f.	Agitation
Gilles de la Tourette-Syndrom, n.	(Gilles de la) Tourette('s) syndrome

Oligophrenien	Oligophrenia
Intelligenzminderung, f.	Mental retardation; Learning disability[7]
Alzheimer-Erkrankung, f.	Alzheimer's disease

Therapie	Therapy
Psychotherapie, f.	Psychotherapy
Verhaltenstherapie, f.	Behavioural therapy (BT)
Kognitive Verhaltenstherapie, f.	Cognitive behavioural therapy (CBT)
Ergotherapie, f.	Occupational therapy
Logopädische Behandlung, f.	Logop(a)edic therapy

Verletzungen und Vergiftungen	Injuries and poisoning
Verletzungen allgemein	General injuries
Bruch, m.	Fracture
Offene / Geschlossene Fraktur, f.	Open / Closed fracture
Zerrung, f.	Distorsion
Riss, m.	Tear
Luxation, f.	Luxation; Dislocation
Verstauchung, f.	Sprain
Amputation, f.	Amputation
Prellung, f.	Contusion
Fremdkörper, m.	Foreign body
Traumatischer Schock, m.	Traumatic shock
Sturz, m.	Fall
Unfall, m.	Accident
Explosion, f.	Explosion
Stoß, m.	Push
Aspiration, f.	Aspiration
Biss, m.	Bite
Ratten- / Hundebiss, m.	Rat / Dog bite
Zeckenbiss, m.	Tick bite
Insektenstich, m.	Insect sting / bite

---

[7] "Mental retardation" ist der medizinische Fachterminus, political correct ist aber der Ausdruck "Learning disability"

Verletzungen des Schädels	Cranial / Skull injuries
Schleudertrauma, n.	Whiplash injury
Intrakranielle Verletzung, f.	Intracranial injury
Gehirnerschütterung, f.	(Brain) Concussion
Hirnödem, n.	Cerebral (o)edema
Epidurale Blutung, f.	Epidural h(a)emorrhage
Subdurale Blutung, f.	Sudural h(a)emorrhage
Subarachnoidale Blutung, f.	Subarachnoidal h(a)emorrhage
Skalpierungsverletzung, f.	Scalp avulsion
Schädeldachfraktur, f.	Fracture of the cranial vault
Schädelbasisfraktur, f.	Basal / Basilar skull fracture

Verletzungen des Thorax und der Atemwege	Injuries of the thorax and the respiratory tract
Rippenserienfraktur, f.	(Serial) Rib fracture
Instabiler Thorax, m.	Flail chest; Unstable chest wall
Pneumothorax, m.	Pneumothorax
Erstickung, f.	Suffocation
Barotrauma, n.	Barotrauma
Caissonkrankheit, f.	Caisson disease
Dekompressionskrankheit, f.	Decompression sickness
Ertrinken, n.	Drowning
Untertauchen, n.	Submersion
Luftembolie, f.	Air embolism
Fettembolie, f.	Fat embolism
Fremdkörperaspiration, f.	Foreign body aspiration
Hämatothorax, m.	H(a)emothorax

Verletzungen des Bewegungsapparates	Injuries of the musculoskeletal system
Bandscheibenvorfall, m.	Herniated / Slipped disc (BE) / disk (AE)

Obere Extremität	Upper extremity
Läsion der Rotatorenmanschette, f.	Rotator cuff lesion
Bursitis subacromialis, f.	Subacromial bursitis

Untere Extremität	Lower extremity
Schenkelhalsfraktur, f.	Femoral neck fracture
Meniskusriss, m.	Meniscus tear
Meniskusschädigung, f.	Meniscus damage

Knorpelriss, m.	Cartilage tear
Bänderriss, m.	Ligament rupture
Bänderzerrung, f.	Ligament strain
Muskelriss, m.	Muscle rupture / tear
Muskelzerrung, f.	Muscle strain

Thermische Unfälle	Thermal accidents
Verbrennung, f.	Burn
Hitzschlag, m.	Heat stroke
Sonnenstich, m.	Sunstroke
Verbrühung, f.	Scald
Verätzung durch Säure / Lauge, f.	Acid / Alcali burn
Erfrierung, f.	Frostbite
Hypothermie, f.	Hypothermia
Frostbeule, f.	Chilblain

Vergiftung	Poisoning
Alkoholvergiftung, f.	Alcohol poisoning
Vergiftung durch Blei, f.	Lead poisoning
Vergiftung durch Strychnin, f.	Strychnine poisoning

Verbrechen	Crime
Kindesmisshandlung, f.	Child abuse
Strangulation, f.	Strangulation
Opfer, n.	Victim
Tätlicher Angriff, m.	Physical assault
Vergewaltigung, f.	Rape
Vernachlässigung, f.	Neglect
Erhängen, n.	Hanging
Schuss, m.	Gunshot
Messerstich, m.	Stab / Knife wound

Künstliche Körperöffnung	Artificial body orifice
Tracheostoma, n.	Tracheostoma
Ileostoma, n.	Ileostoma

I.4.1.   Das Patientengespräch – Communication with the patient

Allgemeine Unterhaltung	**General conversation**
Guten Tag	How do you do?; (Vormittags) Good morning; (Nachmittags) Good afternoon
Guten Abend	Good evening
Hallo	Hello
Mein Name ist ...	My name is ...
Ich bin Dr. ...	I am Dr. ...
Ich bin Medizinstudent im vierten Jahr	I am a medical student, studying in the fourth year
Sprechen Sie Englisch / Spanisch?	Do you speak English / Spanish?
Verstehen Sie?	Do you understand?
Verstehen Sie mich?	Do you understand me?
Ich habe Sie nicht verstanden	I didn't understand you
Könnten Sie das bitte langsamer wiederholen?	Could you repeat that a little slower, please?
Entschuldigen Sie bitte	Excuse me, please
Ich möchte Sie gerne zu Ihrer Krankheit / Ihrem Zustand befragen	I would like to ask you some questions about your disease / condition
Ich möchte Sie gerne untersuchen	I would like to examine you
Sind Sie einverstanden?; Ist Ihnen das recht?	Is that ok with you?; Is that all right for you?
Haben Sie Zeit?	Do you have time?
Haben Sie Fragen?	Do you have any questions?
Ich bespreche Ihren Fall jetzt mit einem Kollegen	I will discuss your case with a colleague now
Gehen Sie bitte ins Wartezimmer	Please go into the waiting room
Das Bad / die Toilette ist hier	The bathroom is over here
Bis nachher / gleich	See you later / in a moment
Gute Besserung	Get well soon
Unterschreiben Sie hier bitte!	Please sign here!
Auf Wiedersehen	Good bye

I.4.2.   Erhebung der Anamnese – Taking a case history

Allgemeine Fragen	**General questions**

Name und Adresse
Wie heißen Sie?
Woher kommen Sie?
...re Adresse / Telefonnummer?

Name and address
What's your name?
Where do you come from?
What's your address / phone number?

...versicherung
Haben Sie eine Krankenversicherung?
Sind Sie privat versichert?
Bei welcher Versicherungsgesellschaft sind Sie?

Health insurance
Do you have any health insurance?
Are you privately insured?
Which company are you insured with?

Alter und Geburtsdatum
Wie alt sind Sie?
Wann wurden Sie geboren?

Age and date of birth
How old are you?
When is your birthday?

Geschlecht
Männlich; Weiblich

Sex
Male; Female

Einweisender Arzt
Welcher Arzt hat Sie eingewiesen?
Wer ist ihr Hausarzt?

Admitting physician
Who admitted you to the hospital?
Who is your family doctor / general practitioner?

Einweisungs- / Aufnahmegrund	**Reason of admission / Chief complaint**

Warum suchen Sie einen Arzt auf?
Warum sind Sie eingewiesen worden?
Warum sind Sie ins Krankenhaus gekommen?
Wie ist es zu dem Unfall gekommen?

Why have you come to see a doctor?
Why have you been admitted?
Why have you come to the hospital?

How did the accident come about?

Aktuelle Beschwerden / Erkrankungen	**Current disease / History of present illness (HPI)**

Was ist ihr Problem?

Was ist (Ihnen) passiert?

What kind of problem do you have?; What's your problem?
What happened (to you)?

Welche Beschwerden haben Sie?	What kind of complaints do you have?
Was belästigt Sie im Moment am meisten?	What is bothering you the most?; What are your most outstanding difficulties at present?

Schmerzen	Pain
Seit wann haben Sie die Schmerzen?	Since when have you had this pain?
Wie haben die Schmerzen begonnen?	How did the pain start?
- plötzlich; akut	- suddenly; acute
- langsam	- slowly
Was haben Sie zuerst gespürt?	What did you feel first?
Wie häufig tritt der Schmerz auf?	How often do you have the pain?
Wie lange dauert der Schmerz an?	How long does the pain last?
Hatten Sie diese Art von Schmerzen bereits schon einmal?	Have you had similar pain in the past?

Schmerzart	Type of pain
Wie stark ist der Schmerz?	How intense is the pain?
- mild	- mild
- stark	- severe
- unerträglich	- unbearable
Wie ist der Schmerz?	What does the pain feel like?
- stechend	- stabbing
- dumpf	- dull
- brennend	- burning
- pulsierend	- throbbing
- dauernd	- steady
- krampfartig	- cramping
Gibt es etwas, das den Schmerz erleichtert oder verschlimmert?	Is there anything that eases or aggravates the pain?
- Änderung der Körperhaltung	- Change of posture
- Wärme	- Warmth / Heat
- Kälte	- Cold
- Ruhe	- Rest

Schmerzlokalisation und –ausstrahlung	Localisation (BE) / Localization (AE) and radiation of pain
Wo tut es Ihnen weh?	Where does it hurt?
Strahlt der Schmerz aus?	Does the pain radiate?

Wohin strahlt der Schmerz aus?	Where does the pain radiate to?
Haben Sie gleichzeitig noch andere Beschwerden?	Do you have any other complaints / problems?

Persönliche Anamnese

Personal / past medical history

Krankheiten

Diseases

Hatten Sie schon einmal ähnliche Beschwerden?	Have you had similar symptoms before?
Welche Diagnose wurde damals gestellt?	What diagnosis was made at that time?
Haben Sie bereits ... gehabt?	Have you already had ...?
Waren Sie schon einmal im Krankenhaus?	Have you been hospitalised (BE) / hospitalized (AE) before?
Wurden Sie bereits einmal operiert?	Have you had surgery before?
Zustand nach ...	Status post ...
Leiden Sie unter einer chronischen Krankheit?	Do you suffer from any chronic disease?
Leiden Sie unter einer ansteckenden Krankheit?	Do you suffer from any contagious disease?
Leiden Sie unter einer bösartigen Krankheit?	Do you suffer from any malignant disease?

Impfungen

Vaccinations

Sind Sie gegen ... geimpft?	Have you been vaccinated against ...?
Haben Sie einen Impfpass?	Do you have an immunisation (BE) / immunization (AE) card?
Haben Sie in den letzten vier Monaten Fernreisen unternommen?	Have you been abroad in the last four months?

Blutspender und-empfänger

Blood donor and recipient

Sind Sie Blutspender?	Are you a blood donor?
Haben Sie einen Blutspendeausweis?	Do you have a blood donor card?
Haben Sie bereits einmal eine Bluttransfusion erhalten?	Have you ever received a blood transfusion before?

Ernährung

Diet

Wie ernähren Sie sich normalerweise?	What do you normally eat?

Gewicht

Weight

Wie viel wiegen Sie?	How much do you weigh?

91

Größe	Height
Wie groß sind Sie?	How tall are you?

Allergien / Allergies

Ist eine Allergie gegen ein Medikament bekannt?	Do you have allergic reactions to any medications?
Sind bereits einmal juckende Quaddeln, Schwellungen oder Asthma nach Einnahme von Penicillin oder anderen Medikamenten aufgetreten?	Have you ever experienced itchy wheals, swellings or shortness of breath after taking penicillin or any other medications?
Haben Sie Heuschnupfen?	Do you suffer from hay fever?

Aktuelle Medikamenteneinnahme / Current medications

Nehmen Sie momentan Medikamente ein?	Are you taking any medications?
Haben Sie auf Grund der aktuellen Beschwerden bereits Medikamente eingenommen?	Did you take any medications for your current complaints?

Gewohnheiten / Habits

Rauchen Sie?	Do you smoke?
Seit wann rauchen Sie und wie viele Zigaretten pro Tag?	Since when do you smoke and how many cigarettes do you smoke per day?
Trinken Sie Alkohol?	Do you drink alcohol?
Wie viel Alkohol trinken Sie?	How much alcohol do you drink?
Sind sie drogenabhängig?	Are you addicted to drugs?
Besteht eine I.V.-Drogenabhängigkeit?	Are you addicted to intravenous drugs?

Soziale Anamnese / Social history

Familienstand	Marital status
Sind Sie verheiratet / ledig / verwitwet / geschieden?	Are you married / unmarried / widowed / divorced?
Haben Sie Kinder?	Do you have children?

Beruf; Berufsanamnese	Profession
Welchen Beruf üben Sie aus?	What is your profession?
Sind Sie angestellt / selbstständig?	Are you employed / self-employed?

Sind sie arbeitslos?	Are you unemployed?
Sind Sie Rentner / pensioniert?	Are you retired / a pensioner?

Religion

Welcher Religion gehören Sie an?	Which religion do you belong to?

Sport / Sports

Treiben Sie Sport?	Do you do any sports?
Was für Sport treiben Sie?	What kind of sports do you do?

Militär / Military

Waren oder sind Sie beim Militär?	Were you or are you a member of the armed forces?

Familienanamnese / Family history

Eltern, Geschwister / Parents, Siblings

Leben Ihre Eltern noch?	Are you parents still alive?
Haben Sie Geschwister?	Do you have any brothers or sisters?
Sind diese gesund?	Are they in good health?
Woran ist ihr Vater / Mutter gestorben?	What did your father / mother die of?
Gibt es jemanden in ihrer Familie mit gleicher oder ähnlicher Erkrankung?	Do other members of your family suffer from the same or a similar disease?
Gibt es in Ihrer Familie Erbkrankheiten?	Do you know of any hereditary diseases in your family?
Leidet jemand In Ihrer Familie an einer der folgenden Krankheiten?	Does any member of your family suffer from one of the following diseases?
- Diabetes	- Diabetes
- Koronare Herzerkrankung	- Coronary heart disease
- Hypertonie	- Hypertension
- Asthma oder Allergien	- Asthma or allergies
- Rheumaleiden	- Rheumatic disease
- Krebskrankheit	- Cancer
- Tuberkulose	- Tuberculosis
- Sonstige	- Other

Systemanamnese / Systemic history

Allgemeinzustand / General condition

Wie fühlen Sie sich im Allgemeinen?	How do you feel in general?

Krankheitsgefühl	**Feeling of illness**
Fühlen Sie sich krank oder erschöpft?	Do you feel ill or tired?

Arbeitsfähigkeit	**Ability to work**
Arbeiten Sie im Moment?	Do you work at the moment?

Appetit und Durst	**Appetite and thirst**
Was / Wie essen Sie normalerweise?	What / How do you normally eat?
Hat sich Ihr Appetit verändert?	Have you had any change in appetite?
Haben sich Ihre Ernährungsgewohnheiten geändert?	Have you had any change in your eating habits?
Haben Sie in letzter Zeit vermehrten Durst?	Do you feel more thirsty than usual recently?
Haben Sie in den letzten Monaten stark an Gewicht verloren?	Did you lose considerable weight in the last few months?
Haben Sie abgenommen?	Have you lost weight?
Haben Sie in den letzten Monaten stark an Gewicht gewonnen?	Did you gain considerable weight in the last few months?
Haben Sie zugenommen?	Have you gained weight?

Schlaf	**Sleep**
Schlafen Sie gut?	Do you sleep well?
Haben Sie Einschlaf- oder Durchschlaf-störungen?	Do you have problems falling asleep or staying asleep?

Fieber; Schweiß	**Fever; Sweat**
Hatten Sie Fieber oder Schüttelfrost?	Did you suffer from fever or chills?
Schwitzen Sie stark oder leiden Sie unter Nachtschweiß?	Do you sweat excessively or do you have night sweat?

Haut	**Skin**
Haben Sie (starken) Juckreiz?	Do you have (excessive) itching?
Haben Sie eine(n) Ausschlag / Farbänderung / Pigmentierung bemerkt?	Have you noticed rashes / colour change / pigmentation?

Augen	**Eyes**
Haben Sie Beschwerden an / in den Augen?	Do you have eye complaints?
Was für Beschwerden haben Sie?	What kind of complaints do you have?
- Schlechte / Verschwommene Sicht	- Bad / Blurred sight
- Verstärkter Tränenfluss	- Increased tearing

- Vorübergehende Sehstörungen	- Temporary visual impairment
- Lichtblitze	- Flashing lights
- Schwarze Punkte	- Black spots
- Lichtempfindlichkeit	- Light sensitivity
- Brennen	- Burning
- Doppeltsehen	- Double vision
Haben Sie etwas ins Auge bekommen?	Do you have something in your eye?
Wann war die letzte Augenuntersuchung?	When was your last eye exam?

Herz-Kreislaufsystem	Cardiovascular system
Herzvitium	Heart defect
Ist bei Ihnen ein Herzfehler bekannt?	Do you suffer from heart disease?
Extrasystolen	Extrasystoles
Haben Sie Herzstolpern?	Do you suffer from cardiac irregularities?
Haben Sie unregelmäßigen Herzschlag bemerkt?	Have you noticed an irregular heart beat?
Angina Pectoris	Angina pectoris
Haben Sie Schmerzen in der Brust?	Do you feel pain in your chest?
Haben Sie Schmerzen, wenn sie tief einatmen?	Do you feel pain when you inhale deeply?
Verändern sich die Schmerzen, wenn Sie atmen?	Does the pain change when you inhale?
Dyspnoe	Dyspn(o)ea
Haben Sie Atemnot?	Do you suffer from shortness of breath?
Haben Sie Husten (mit Auswurf)?	Do you have a cough (accompanied by sputum)?
Husten Sie Schleim aus?	Do you cough up muc(o)us?
Wie viele Kissen benutzen Sie zum Schlafen?	How many pillows do you need to sleep?
Können Sie ohne Atemnot flach liegen?	Can you lie flat without getting short of breath?
Schlafen Sie mit erhöhtem Oberkörper?	Do you sleep with your upper body propped up?
Wie viele Stockwerke können Sie hinaufgehen, ohne anzuhalten?	How many flights of stairs can you climb without stopping?
Nykturie	Nocturia
Müssen Sie nachts zur Toilette?	Do you need to go to the toilet at night?
- wie oft?	- how often?

95

Ödeme

Schwellen abends Ihre Beine an?

Claudicatio intermittens

Haben Sie nach längeren Gehstrecken Schmerzen in den Beinen?

Müssen Sie deswegen anhalten?

(O)Edemas

Do your legs swell as the day progresses?

Intermittent claudication

Do you have pain in your legs after you have been walking for some time?

If yes, do you have to stop because of the pain?

Respirationstrakt	Respiratory tract

Haben Sie Probleme mit der Nase?

- Sekretion der Nase

- Nasenbluten

- Heuschnupfen

- Verletzung an der Nase

- Beeinträchtigung des Geruchssinns

Haben Sie Husten (mit Auswurf)?

Spucken Sie Blut, Eiter oder Schleim?

Haben Sie häufig Erkältungen?

Ist Ihnen bei Anstrengung oder Kälte ein pfeifendes Atemgeräusch aufgefallen?

Do you have problems with your nose?

- Nasal secretion

- Nosebleed

- Hay fever

- Nose injury

- Impaired sense of smell

Do you have a cough (accompanied by sputum)?

Do you cough up blood, pus or muc(o)us?

Do you often have a cold?

Have you noticed a whistling breathing sound when doing physical exercise or when it is cold?

Magen-Darm-Trakt	Gastrointestinal tract

Schmerzen

Haben Sie Bauchschmerzen?

Haben Sie Sodbrennen?

Haben Sie vor / nach dem Essen Bauchkrämpfe?

Haben Sie Bauchschmerzen, wenn Sie nichts gegessen haben?

Appetit

Wie ist ihr Appetit?

Vertragen Sie irgendeine Speise nicht?

Können Sie alles essen?

Übelkeit; Erbrechen

Leiden Sie unter Übelkeit oder Brechreiz?

Haben Sie erbrochen?

Pain

Do you suffer from abdominal pain?

Do you suffer from heartburn?

Do you have abdominal cramps before / after eating?

Do you have abdominal cramps when you have not eaten?

Appetite

How is your appetite?

Is there any food you don't tolerate?

Can you eat everything?

Nausea; Vomiting

Do you suffer from nausea or feeling of sickness?

Did you vomit?

Hatten Sie kaffeesatzartiges Erbrechen?	Did you vomit material that looks like coffee grounds?
Haben Sie Mundgeruch?	Do you have bad breath?
Haben Sie Blähungen?	Do you suffer from flatulence?
Fühlen Sie sich aufgetrieben?	Do you feel bloated?
Stuhlgang; Verdauung	Defecation; Digestion
Haben Sie regelmäßig Stuhlgang?	How often do you move your bowels / do you have a bowel movement?
Leiden Sie unter Verstopfung?	Do you suffer from constipation?
Wann hatten Sie das letzte Mal Stuhlgang?	When was the last time you moved your bowels / you had a bowel movement?
Haben Sie Durchfall?	Do you suffer from diarrh(o)ea?
Nehmen Sie (regelmäßig) Abführmittel?	Do you (regularly) take laxatives?
Haben Sie Änderungen des Stuhls bemerkt?	Have you noticed any changes in stool?
Haben Sie schwarzen, hellen oder blutigen Stuhl bemerkt?	Have you noticed black, light colo(u)red or bloody stool?
Haben Sie Bleistiftstühle bemerkt?	Have you noticed pencil-thin stool?
Haben Sie Schmerzen beim Stuhlgang?	Do you have pain when emptying your bowels?
Ikterus	Jaundice; Icterus
Haben Sie gemerkt, dass Ihre Augen gelb geworden sind?	Have you noticed the whites of your eyes getting / turning yellow?
Urogenitaltrakt	Genitourinary tract
Miktion	Micturition; Urination
Haben Sie Schmerzen / Probleme beim Wasserlassen?	Do you have pain when urinating?
Tröpfelt es nach dem Wasserlassen?	Do you dribble / drip after urinating?
Hatten Sie Steine im Urin / in den Nieren?	Have you suffered from urinary / kidney stones?
Pollakisurie	Pollaki(s)uria
Haben Sie ständigen Harndrang?	Do you continuosly feel like you have to urinate?
Müssen Sie gehäuft Wasserlassen?	Do you have to urinate frequently?
Inkontinenz	Incontinence
Leiden Sie unter Inkontinenz?	Do you suffer from incontinence?
Können Sie das Wasser halten?	Can you prevent urine from leaking?

Geht beim Niesen oder Husten Harn ab?	Do you suffer from incontinence when sneezing or coughing?

Urin   **Urine**

Haben Sie eine Änderung der Urinfarbe bemerkt?	Have you noticed any change in urine colo(u)r?
Ist Ihr Urin trübe, blutig, dunkel?	Is your urine cloudy, bloody, dark?
Hat die Urinmenge deutlich zu- / abgenommen?	Has urine volume increased significantly?

Harnwegsinfekt   **Urinary tract infection**

Leiden Sie unter rezidivierenden Harnwegsinfekten?	Do you suffer from relapsing urinary tract infection?

Gynäkologische Anamnese   **Gyn(a)ecological history**

Menstruation   **Menstruation**

Wann hatten Sie ihre letzte Regel?	When did you have your last period?
Haben Sie Ihre Periode regelmäßig?	Are your periods regular?
Wie lange dauert Ihre Regel normalerweise?	How long are your periods normally?
Wie stark ist die Blutung?	How heavy are your periods?
Haben Sie Schmerzen während der Menstruation?	Do you feel pain during menstruation?

Menarche   **Menarche**

Wann hatten Sie zum ersten Mal Ihre Regel?	When did you get your first period?
Hatten Sie bereits Geschlechtsverkehr?	Have you ever had sexual intercourse?
Wann wurde der letzte Abstrich durchgeführt?	When was the last pap smear done?
Hatten Sie jemals eine Geschlechtskrankheit?	Have you ever had a vener(e)al disease?

Klimakterium   **Climacteric**

Wann kamen Sie in die Wechseljahre?	When did menopause begin for you?

Schwangerschaften   **Pregnancies**

Sind Sie schwanger?	Are you pregnant?
Wie viele Schwangerschaften hatten Sie?	How many times were you pregnant?
Hatten Sie jemals eine Fehlgeburt oder eine Bauchhöhlenschwangerschaft?	Have you ever had a miscarriage or an abdominal pregnancy?
Hatten Sie jemals einen Schwangerschaftsabbruch?	Have you ever had an abortion?

Hatten Sie jemals eine Geburt per Zange oder einen Kaiserschnitt?	Have you ever had a forceps delivery or a c(a)esarean section?

Empfängnisverhütung	Contraception
Welche Art der Verhütung praktizieren Sie?	What form of contraception do you use?
- Antibabypille	- (Birth control) Pill
- Spirale	- Intrauterine device (IUD)
- Diaphragma	- Diaphragm
- Präservativ	- Condom
- Tubensterilisierung	- Tubal sterilisation (BE) / sterilization (AE)
- Temperaturmethode	- Temperature method
- Verhütungszäpfchen	- Vaginal suppository
- Kalendermethode	- Calendar method; Rhythm method; Knaus-Ogino Method
- Coitus Interruptus	- Coitus Interruptus; Withdrawal
Wurde bei Ihnen eine Ligatur der Eileiter durchgeführt?	Have you had a tubal ligation?
Wurde bei Ihnen / Ihrem Mann eine Vasektomie durchgeführt?	Have you / Has your husband had a vasectomy?
Geschlechtsverkehr	Sexual intercourse
Haben Sie Schmerzen beim Geschlechtsverkehr?	Do you experience pain during (sexual) intercourse?
Haben Sie Ausfluss?	Do you have vaginal discharge?

Bewegungsapparat	Musculoskeletal system
Glieder- / Gelenkschmerzen	Body ache; Joint pain
Haben Sie Schmerzen im Rücken / Kreuzschmerzen?	Do you have backache / back pain?
Haben Sie Schmerzen in den Gelenken oder den Knochen?	Do you have pain in the joints or bones?
Schwellen die Gelenke manchmal an oder werden heiß?	Do you sometimes have swollen or hot joints?
Haben Sie Wadenkrämpfe?	Do you have calf cramps?

Neurologische Anamnese	Neurological history
Schwindel	Vertigo
Ist Ihnen schwindelig?	Do you feel dizzy?
Können Sie den Schwindel beschreiben?	Can you describe your dizziness?
Leiden Sie unter Übelkeit?	Do you feel sick?
Haben Sie Gleichgewichtsstörungen?	Do you suffer from dizziness?

Kopfschmerzen	Headache
Haben Sie Kopfschmerzen oder Migräne?	Do you have a headache or migraine (headaches)?

Hörstörung	Hearing impairment
Hören Sie gut?	Do you hear well?
Leiden Sie unter Ohrgeräuschen / Ohrensausen?	Do you experience ear noises / ringing in the ear?

Bewusstsein	Consciousness
Haben Sie das Bewusstsein verloren?	Did you lose consciousness?
Können Sie sich an alles erinnern?	Can you remember everything?
Sind Sie ohnmächtig geworden?	Did you faint?
Können Sie sich über den Tag hinweg wach halten?	Can you stay awake the whole day?

Übergeordnete Funktionen	Main functions
Haben Sie das Gedächtnis verloren?	Have you lost your memory?
Haben Sie Schwierigkeiten bei der Orientierung oder dem Wiedererkennen?	Do you have problems with orientation or recognition?
Wissen Sie, wer Sie sind? Wissen Sie, wo Sie sind? Wissen Sie, wie spät es ist?	Do you know who you are? Do you know where you are? Do you know what time it is?
Sind Sie bei den Dingen des täglichen Lebens, wie zum Beispiel dem Ankleiden oder dem Waschen, ungeschickt geworden?	Have you gotten clumsy in your everyday live, for example dressing or washing yourself?

Sehstörung	Visual impairment
Können Sie gut in der Ferne / Nähe sehen?	Do you see well in the distance / up close?
Tragen Sie eine Brille oder Kontaktlinsen?	Do you wear glasses or contact lenses
- seit wann?	- since when?
Sehen Sie doppelt?	Do you have double vision?
Haben Sie eine verschwommene Sicht?	Do you have blurred vision?

Sprachstörung	Speech disorders
Hat sich Ihre Aussprache verändert?	Have you noticed any change in speech?
Haben Sie Schwierigkeiten zu sprechen?	Do you have difficulties speaking?
Können Sie andere gut verstehen?	Do you easily understand other people talking?
Können Sie sich gut ausdrücken?	Can you express yourself well?

Motorik	Motor function
Haben sie einen generalisierten oder lokalisierten Kraftverlust bemerkt?	Have you noticed a generalised (BE) / generalized (AE) or localised (BE) / localized (AE) loss of strength?
Sind Sie schnell ermüdbar?	Do you get tired easily?
Sensibilität	Sensory function
Haben Sie irgendwo Kribbeln / Ameisenlaufen?	Do you experience prickling / formication anywhere?
Haben Sie Missempfindungen / Parästhesien in den Fingern / Zehen?	Do you experience paresthesia in your fingers / toes?
Muskeltonus	Muscle tone
Haben Sie Zähigkeit oder Schlaffheit in irgendeinem Muskel bemerkt?	Have you noticed rigidity or flaccidity in any of your muscles?
Haben Sie Muskelkrämpfe?	Do you have muscle spasms?
Haben Sie Schwierigkeiten, leichte Gegenstände zu heben?	Do you have difficulty lifting light things?
Extrapyramidal	Extrapyramidal
Haben Sie ein Zittern bemerkt?	Have you experienced any trembling?
Haben Sie Schwierigkeiten beim Beginn von Bewegungsabläufen?	Do you have difficulties beginning a motion sequence?
Haben Sie Änderungen in Ihrem Gangbild bemerkt?	Have you noticed any change in the way you walk?
Kleinhirn	Cerebellum
Bewegen sich die Dinge vor Ihren Augen?	Do objects seem to move in front of your eyes?
Leiden Sie unter Übelkeit oder Erbrechen?	Do you suffer from nausea or vomiting?
Haben Sie Gangunsicherheiten bemerkt?	Have you noticed any insecurity in walking?
Zieht es Sie in die eine oder andere Richtung?	Does the room seem to tilt in one direction or another?
Krampfanfälle	Seizures
Haben Sie ein Krampfanfallsleiden?	Do you suffer from a seizure disorder?
Wann hatten Sie das letzte Mal einen Anfall?	When was your last seizure?
Für wie lange haben Sie das Bewusstsein verloren?	How long did the loss of consciousness last?
Haben Sie sich in die Zunge gebissen?	Did you bite your tongue?
Haben Sie sich weh getan?	Did you hurt yourself?

Hatten Sie eine Kopfverletzung in der letzten Zeit?	Have you had a head injury recently?

Psychiatrische Anamnese	Psychiatric history
Wurden Sie jemals psychiatrisch behandelt?	Have you ever received psychiatric treatment?
Fühlen Sie sich ...	Do you feel ...
- deprimiert?	- depressed?
- ängstlich?	- anxious?
- ärgerlich?	- angry?
- verwirrt?	- confused?
Haben Sie Halluzinationen?	Do you suffer from hallucinations?
Wollen Sie sich umbringen?	Do you want to kill yourself?
Hatten Sie jemals Suizidgedanken?	Have you ever had suicidal thoughts?
Hatten Sie bereits Selbstmordabsichten?	Have you ever considered suicide?
Nehmen Sie psychiatrische Medikamente ein?	Do you take any psychiatric medications?
Nehmen Sie regelmäßig Drogen?	Do you take drugs on a regular basis?
Haben Sie jemals eine Entziehungskur gemacht?	Have you ever received detox (-i(fi)cation) treatment?
Haben Sie in letzter Zeit einen Angehörigen / Freund verloren?	Have you lost a family member / friend recently?

Pädiatrische Anamnese	P(a)ediatric history
Schwangerschaft und Geburt	Pregnancy and childbirth
Ist Ihr Kind zu früh / zum Termin / zu spät geboren?	Was your child born prematurely / at full term / late for term?
Gab es Auffälligkeiten während der Schwangerschaft oder der Geburt?	Were there any unusual circumstances during pregnancy or birth?

Aktuelle Erkrankung	Current disease
Hatte es Fieber (mit Krämpfen)?	Has the baby had fever (with cramps)?
Stillen Sie?	Do you breastfeed your baby?
Wie ernähren Sie das Kind?	How do you feed your baby?
Was für Milch bekommt es?	What type of milk do you feed your baby?
Wie sind die Stühle?	How is your baby's stool / What is your baby's stool like?
Verträgt es die Nahrung gut?	Does your baby tolerate the food?
Erbricht es?	Does he / she vomit?
Wird es blau, wenn es schreit?	Does he / she turn blue when crying?

Sind die Impfungen gemacht worden?	Has your baby had all the usual vaccinations?

Motorische Entwicklung	Motor development
Kann es den Kopf halten?	Can he / she hold his / her head up?
Kann es allein sitzen?	Can he / she sit alone?
Krabbelt es?	Does he / she crawl?
Geht es mit Hilfe / allein?	Does he / she walk with assistance / alone?
Greift es nach Gegenständen?	Does he / she grab at objects?

Geistige Entwicklung	Mental development
Formt es Laute?	Does he / she make sounds?
Lächelt es?	Does he / she smile?
Wann hat es zum ersten Mal gesprochen?	When did he / she speak for the first time?
Wie viele Wörter kann es sprechen?	How many words can he / she speak?

Wann bekam es seinen ersten Zahn?	When did he / she get his / her first tooth?

I.4.3. Die körperliche Untersuchung – The physical examination

Kommunikation mit dem Patienten	Communication with the patient
Ich werde Sie nun untersuchen	Now I am going to examine you
Ich werde ... untersuchen	I am going to examine ...
Ich werde nun Ihr Herz abhören	I am going to listen to your heart
Setzen Sie sich!	Sit down![8]
Legen Sie sich auf diese Liege!	Lie down on the examining table!
Legen Sie sich auf den Bauch!	Lie on your belly!
Legen Sie sich auf den Rücken!	Lie on your back!
Legen Sie sich auf die rechte / linke Seite!	Lie on your right / left side!
Beugen Sie sich nach vorne / hinten!	Bend forwards / backwards!
Sitzen / Liegen Sie bequem?	Are you comfortable?
Stehen Sie auf!	Stand up!
Zeigen Sie mir, wo es Ihnen weh tut!	Show me where it hurts!
Machen Sie Ihren Oberkörper frei!	Undress to the waist!
Sie können sich wieder anziehen	You can get dressed again
Wie groß sind Sie?	How tall are you?
Wie viel wiegen Sie?	How much do you weigh?
Ich werde Ihnen die Temperatur, Blutdruck und Puls messen	I am going to take your temperature, blood pressure and pulse
Ich muss Ihnen Blut abnehmen	I am going to take a blood sample
Ihr Urin / Stuhl muss untersucht werden	We have to examine your urine / stool
Kopf und Augen	Head and eyes
Öffnen Sie die Augen!	Open your eyes!
Schließen Sie die Augen!	Close your eyes!
Folgen Sie meinem Finger mit den Augen!	Follow my finger with your eyes!
Wie viele Finger sehen Sie?	How many fingers do you see?
Folgen Sie meinem Finger mit den Augen ohne den Kopf zu bewegen!	Follow my finger with your eyes without moving your head!
Halten Sie sich das rechte / linke Auge zu!	Cover your right / left eye with your hand!
Schauen Sie nach oben / unten!	Look up / down!
Können Sie das lesen?	Can you read this?

---

[8] Alle im folgenden aufgeführten Aufforderungen sind ohne das Word "Bitte / Please" formuliert. Natürlich kann man dies jederzeit ergänzen und manchmal ist es sogar ratsam!

Nase, Mund und Hals	**Nose, mouth and throat**
Öffnen Sie den Mund und strecken die Zunge heraus!	Open your mouth and stick out your tongue!
Sagen Sie A!	Say A!
Schlucken Sie!	Swallow!
Drehen Sie Ihren Kopf nach rechts / links!	Move your head to the right / left!
Hören Sie das?	Can you hear this?
Lunge und Herz	**Lungs and heart**
Atmen Sie mit offenem Mund tief ein und ...!	Open your mouth and breathe deeply in and out!
... Sie ein und halten dann die Luft an!	Breathe in and then hold your breath!
... Sie!	Cough!
Sagen Sie 99!	Say ninetynine!
Magen und Darm	**Stomach and intestines**
Tut es weh, wenn ich hier drücke?	Does it hurt when I press here?
Tut es weh, wenn ich loslasse?	Does it hurt when I let go / stop pressing?
Harnwege und Geschlechtsorgane	**Urinary tract and genitals**
Instruktion zur Gewinnung einer Urinprobe	Instructions for taking a urine sample
Säubern Sie das äußere Genital!	Clean the outer genital area!
Verwerfen Sie den ersten Teil des Urinstrahls!	Discard the first part of the urine stream!
Sammeln Sie die mittlere Portion des Urinstrahls in diesem Gefäß!	Collect the middle part of the urine stream in this jar!
Bewegungsapparat	**Musculoskeletal system**
Heben Sie den Arm und lassen ihn wieder fallen!	Raise your arm and then let it fall!
Ziehen Sie die Füße zu sich heran!	Draw your feet up!
Drücken Sie die Zehen nach unten!	Point the toes!
Heben Sie die Schultern / Ellbogen!	Raise your shoulders / elbows!
Drücken Sie meine Hand so fest Sie können!	Squeeze my hand as hard as you can!
Lassen Sie das Bein / den Arm ganz locker!	Relax your leg / arm completely!
Beugen Sie das Knie!	Bend your knee!
Nervensystem	**Nervous system**
Fühlen Sie das?	Can you feel this?
Wie fühlt sich das an?	How does this feel?

105

Schmerzt es, wenn ich hier drücke?	Does it hurt when I press here?
Schmerzt es, wenn ich hier bewege?	Does it hurt when I move this?
Sagen Sie mir, wenn ich Ihnen weh tue!	Let me know when I hurt you!
Entspannen Sie sich!	Relax!
Bewegen Sie den / die / das ...!	Move your ...!
Machen Sie mir nach!	Imitate me!
Drücken Sie meine Finger!	Press my fingers!

Dokumentation der Befunde | Documentation of the findings

Allgemeinzustand | General condition
- gut — - good
- schlecht — - bad
- akzeptabel — - okay

Vitalparameter | Vital parameters
Temperatur — Temperature
- afebril — - afebrile
- subfebril — - subfebrile
- febril; Fieber — - febrile; Fever
- unterkühlt — - hypothermic

Atemfrequenz — Respiratory rate

Blutdruck — Blood pressure

Puls — Pulse
- regelmäßig — - regular
- tachykard — - tachycardic
- bradykard — - bradycardic
- paradoxus — - paradoxical

Gefäßgeräusche | Vascular murmur

Ernährungszustand | Nutritional condition
- dick — - thick
- mager — - skinny
- muskulös — - musculous
- kachektisch — - cachectic

Körperbau	Body type
- unauffällig	- average
- leptosom	- leptosomic; asthenic
- pyknisch	- pyknic
- athletisch	- athletic
Dysmorphiezeichen	Dysmorphic signs
Haut	Skin
Hautturgor	Skin turgor
- normal	- normal
- (de-) hydriert	- (de-) hydrated
Hautfarbe	Skin colo(u)r
- normal	- normal
- blass	- pale
- Blässe	- Paleness
- zyanotisch	- cyanotic
- ikterisch	- icteric
- gebräunt	- tanned
- gerötet	- reddened
- Gesichtsrötung	- Facial redness
- hyperpigmentiert	- hyperpigmented
- Teleangiektasien	- Telangiectasias
Beschaffenheit der Haut	Skin condition
- normal	- normal
- exsikkiert	- desiccated
- Schwitzen	- Sweating; Perspiration
- Xanthelasmen	- Xanthelasma
- Spider Naevi	- Spider Naevi
- Purpura	- Purpura
- Effloreszenzen	- Efflorescences
- Atrophie	- Atrophy
- Ödeme	- (O)Edemas
- Dermographismus	- Derm(at)ographism
- Warzen	- Verrucae
- Palmarerythem	- Palmar erythema
- Hämatome; Blutergüsse	- H(a)ematomae; Effusions of blood
- Operationsnarbe	- Surgical scar
- Schnittwunde	- Incised wound

- Wundinfektion	- Wound infection
- Gänsehaut	- Goose bumps; Gooseflesh
- Orangenhaut	- Cellulite

Behaarung	Hair
Kopfbehaarung	Scalp hair
- Haarausfall	- Hair loss
- Glatze	- Baldness; Alopecia

Körperbehaarung	Body hair
- fehlend	- lack of
- Hirsutismus	- Hirsutism

Lymphknoten	Lymph node
Lokalisation	Localisation (BE); Localization (AE)
- Halsregion	- Neck / Cervical region
- Achselhöhle	- Armpit; Underarm; Axillary region
- Leistenregion	- Groin / Inguinal region

Beschaffenheit	Condition
- beweglich	- movable
- fixiert	- fixed
- vergrößert	- enlarged
- druckdolent	- tender to palpation

Nägel	Nails
- normal	- normal
- Uhrglasnägel	- (Digital) Clubbing; Hippocratic fingers
- Trommelschlegelfinger	- Drumstick fingers

Kopf	Head
Kopfform	Head shape
- normal	- normal
- verändert	- abnormal

Augen	Eyes
Augapfel	Eyeball
- Exophthalmus	- Exophthalmos

Beweglichkeit	Mobility
- normal	- normal
- eingeschränkt	- restricted
Skleren und Konjunktiven	Sclerae and conjunctivae
- ikterisch	- icteric
- injiziert	- injected
Augenhintergrund	Eyeground; Fundus of the eye
- Stauungspapille	- Papill(o)edema; Choked disc (BE) / disk (AE)
- Katarakt	- Cataract
Pupillen	Pupils
- seitengleich	- equal
- nicht seitengleich	- unequal
- stecknadelkopfgroß	- pinpoint
- Reaktion auf Licht und Akkomodation	- Reaction to light and accommodation
Ohr	Ear
Gehörgang	Auditory canal
Trommelfell	Eardrum
- Lichtreflex	- Light reflex
- Aussehen der Gehörknöchelchen	- Appearance of auditory ossicles
Nase	Nose
Nasenatmung	Nasal breathing
- frei	- free
- behindert	- obstructed
Nasengänge	Nasal passages
- durchgängig	- unobstructed
Septum	Septum
- Deformation	- Deformation
Nasenschleimhaut	Nasal mucosa
- geschwollen	- swollen
Sekret	Secretion

Nebenhöhlen	Paranasal sinuses
- klopfdolent	- tender to percussion
Mund	**Mouth**
Mundhöhle	Oral cavity
Foetor	F(o)etor
Mundgeruch	Bad breath
- Alkohol	- Alcohol
- Aceton	- Acetone
Zunge	Tongue
- belegt	- coated
- behaart	- hairy
- trocken	- dry
- Zungenbiss	- Tongue bite
Schleimhaut	Mucosa; Muc(o)us membrane
- gut / schlecht durchblutet	- well / poorly perfused
- feucht	- moist
Lippen	Lips
- Herpes	- Herpes
- Zyanose	- Cyanosis
Zahnstatus	Dental chart
- Prothese	- Prosthesis
- kariös	- carious
- Karies	- Dental caries
- Lücken	- (Tooth / Dental) Gaps
Zahnfleisch	Gums; Gingiva
Rachen	**Pharynx**
- gerötet	- red(dened)
Tonsillen	Tonsils
- vergrößert	- enlarged
- zerklüftet	- scarred
- eitrig belegt	- pus coated

- gerötet	- red(dened)

Hals	**Neck**
Beweglichkeit	Mobility
- in alle Richtungen frei beweglich	- freely mobile in all directions

Schilddrüse	**Thyroid (gland)**
- normal	- normal
- (diffuse) Struma	- (diffuse) Goiter
- Knoten	- Node
- Strumektomie	- Strumectomy
- Hyper- / Hypothyreosezeichen	- Signs of hyper- / hypothyroidism
- Halsvenenstauung	- Jugular venous distention
- Hepatojugulärer Reflux	- Hepatojugular reflux

Brüste	**Breasts**
- Knoten	- Lump
- Sekret	- Secretion
- Schmerzhaftigkeit	- Soreness
- Gynäkomastie	- Gyn(a)ecomastia

Thorax	**Thorax**
Form	Form
- Emphysem	- Emphysema
- Fassthorax	- Barrel chest
- Buckel	- Hump
- Rachitische Zeichen	- Signs of rickets
- Trichterbrust	- Funnel chest
- Hühnerbrust	- Pigeon breast
Beweglichkeit	Mobility
- elastisch	- elastic
- starr	- rigid

Lungen	**Lungs**
Atmung	Respiration; Breathing
- rhythmisch	- rhythmic
- Orthopnoe	- Orthopnea
- Mundatmung	- Mouth breathing
- Periodische Atmung	- Periodic breathing

- Stridor	- Stridor
- (Ruhe-) Dyspnoe	- Dyspn(o)ea (at rest)
- Tachypnoe	- Tachypn(o)ea
- Interkostale Einziehung	- Intercostal retraction
- Hypo- / Hyperventilation	- Hypo- / Hyperventilation
- Kussmaulsche Atmung	- Kussmaul breathing
- Cheyne-Stokes Atmung	- Cheyne-Stokes respiration
Perkussion	Percussion
- Dämpfung	- Dullness
- (hyper-) sonorer Klopfschall	- (hyper-) resonant percussion note
- Zwerchfellgrenzen	- Diaphragm borders
Auskultation	Auscultation
- Vesikuläratmen	- Vesicular breathing
- Bronchialatmen	- Bronchial breathing
- Nebengeräusche	- Adventitious / Abnormal breath sounds
- Giemen; Pfeifen	- Sibilant Rhonchus; Wheeze
- Rasselgeräusch	- Rale; Crackle
- Feinblasiges Rasselgeräusch	- Fine rale / crackle
- Grobblasiges Rasselgeräusch	- Coarse rale / crackle
- (nicht) klingend	- (non-) consonating
- Knistern	- Crepitation
Stimmfremitus	Vocal fremitus
Sputum	Sputum; Productive cough
Herz	Heart
Palpation	Palpation
Herzspitzenstoß	Apex beat
Auskultation	Auscultation
Herzrhythmus	Cardiac rhythm
Herztöne	Heart sounds
- Systolikum; Diastolikum	- Systolic / Diastolic murmur
- (Atemabhängige) Spaltung	- (Breath-dependent) Splitting of heart sounds
- Herzgeräusch	- Heart murmur
- Punctum Maximum	- Point of maximal impulse (PMI)

- Perikardreiben	- Pericardial friction rub

Abdomen	Abdomen
Palpation	Palpation
- Brüche	- Hernias
- Resistenzen	- Resistance
- Abwehrspannung	- Muscular defense
- Brettharte Bauchdecke	- Rigid / Board-like abdomen
- Meteorismus	- Meteorism
- Organvergrößerungen	- Organ enlargements
- Aszites	- Ascites
- weich; eindrückbar	- soft; compressible
- gebläht; aufgetrieben	- inflated; bloated
- Druckschmerz	- Tenderness
- Loslassschmerz	- Rebound tenderness

Leber	Liver
Lebergrenze	Liver margin / border
- scharf	- sharp
- stumpf	- blunt
- eben	- regular
- uneben	- irregular

Konsistenz	Consistency
- weich	- soft
- hart	- hard

Oberfläche	Surface
- höckerig	- nodular

Hepato- / Splenomegalie	Hepato- / Splenomegaly

Darmgeräusche; Peristaltik	Bowel sounds; Peristalsis
- vermehrt	- increased
- vermindert; fehlend	- decreased; absent
- hochgestellt	- high-pitched

Nierenlager	Renal bed
- klopfschmerzhaft	- tender to percussion

Vaginale Untersuchung	Vaginal examination
Zervix	Cervix
Uterus	Womb; Uterus
- vergrößert	- enlarged
- Position	- Position
Adnexen	Appendages
- Schmerzempfindlichkeit	- Algesia
- Tumoren	- Tumo(u)rs

Rektale Untersuchung	Rectal examination
- Hämorrhoiden	- Piles; H(a)emorrhoids
- Tumoren	- Tumo(u)rs
Sphinktertonus	Sphincter tone
- normal	- normal
- gesteigert	- increased
- vermindert	- decreased
Prostata	Prostate
- Größe	- Size
Konsistenz	Consistency
- Knoten	- Node
Benigne Prostatahyperplasie	Benign prostatic hypertrophy (BHP)
Stuhl	Stool
- Farbe	- Colo(u)r
- Konsistenz	- Consistency
- Blut; Schleim	- Blood; Muc(o)us

Untersuchung des Bewegungsapparats	Examination of the musculoskeletal system
Extremitäten	Extremities
- Varizen	- Varices
- Ödeme	- (O)Edemas
- Gangrän	- Gangrene
- Ulcus Cruris	- Crural / Leg ulcer
- Thrombophlebitis	- Thrombophlebitis
Knochendeformitäten	Bone deformities

Wirbelsäule	Vertebral / Spinal Column
- Kyphose; Lordose	- Kyphosis; Lordosis
- Skoliose	- Scoliosis
Muskeln	Muscles
- schmerzhaft	- painful
- geschwollen	- swollen
- atrophisch	- atrophic
Neurologische Untersuchung	Neurologic examination
Bewusstseinslage	State of awareness
- normal, wach und orientiert	- normal, awake and oriented
- soporös	- soporose
- komatös	- comatose
- verwirrt	- confused
- somnolent	- somnolent
- Glasgow Coma Scale	- Glasgow Coma Scale
Erinnerungsvermögen	Memory
- normal	- normal
- altersentsprechend	- corresponding to age
- anterograde / retrograde Amnesie	- anterograde / retrograde amnesia
Stimmung; Affekt	Mood; Affect
- situationsentsprechend	- corresponding to situation
- euphorisch	- euphoric
- ängstlich	- anxious
- Selbstmordabsichten	- Suicidal tendencies
Intelligenz	Intelligence
- normal	- normal
- leicht / stark vermindert	- slightly / strongly reduced
Meningitische Zeichen	Meningitic signs
- Opisthotonus	- Opisthotonos
Hirnnerven	Cranial nerves
- intakt	- intact
- Fazialislähmung	- facial nerve paralysis

Sprache	Speech
- klar	- articulate
- Stottern	- Stuttering
- Stummheit	- Mutism

Muskelkraft	Muscular strength
- normal	- normal
- Kraftverlust	- Loss of strength

Muskeltonus	Muscle tone
- normal	- normal
- steif	- stiff
- schlaff	- floppy
- Rigor	- Rigor; Rigidity
- Tremor	- Tremor
- Atrophie	- Atrophy
- Faszikulationen	- Fasciculations

Reflexe	Reflexes
Dehnungsreflex	Stretch reflex
Fremdreflex	Polysynaptic reflex
Bauchhautreflex	Abdominal reflex
Cremaster-Reflex	Cremasteric reflex
- normal; gestört	- normal; abnormal
- gesteigert	- increased
- vermindert; erloschen	- decreased; absent
- Klonus	- Clonus
Pyramidenbahnzeichen	Pyramidal signs
- Spasmus	- Spasm
- Erloschene Reflexe	- Absent reflexes
- Gesteigerte Reflexe	- Increased reflexes
Pathologische Reflexe	Pathological reflexes
- Babinski-Reflex	- Babinski('s) reflex
- Hoffmann-Reflex	- Hoffmann('s) reflex

Sensibilität	Sensibility
Berührungsempfinden	Tactile sensation
Vibrationsempfinden	Vibratory sensation
Lageempfinden	Sense of position
Schmerzempfinden	Pain sensation

116

Kleinhirn	Cerebellum
Adiadochokinese	Adiadochokinesia
Dysmetrie	Dysmetria
Nystagmus	Nystagmus
Ataxie	Ataxia
Skandierende Sprache	Scanning speech
Hacken-Schienbeintest	Heel-shin test
Finger-Nase-Test	Finger-nose test

Zusammenfassung	Summary

Wichtigste Befunde	Most important findings

Verdachtsdiagnose; Vorläufige Diagnose	Suspected diagnosis; Preliminary diagnosis

Differenzialdiagnose	Differential diagnosis

Weiteres Vorgehen	Further proceedings
Laboranforderungen	Laboratory requests
Zusätzliche Untersuchungen	Additional examinations

I.4.4.   Diagnose und Therapie – Diagnosis and therapy

Über die Diagnose	Concerning the diagnosis
Sie haben ...	You have ...
Ihre Krankheit ist harmlos / ernst / ansteckend	You have a harmless / serious / contagious disease
Sie müssen in ein Krankenhaus	You have to go to hospital
Sie müssen (in das Krankenhaus) aufgenommen werden	You have to be admitted (to hospital)
Ihr Arm / Bein ist gebrochen	Your arm / leg is broken
Sie sollten einen Spezialisten aufsuchen	You should see a specialist
Sie müssen (sofort) operiert werden	You have to have an operation (at once)
Ihr Blutzucker ist erhöht	Your blood sugar is high
Ihr Blutdruck ist zu hoch / niedrig	Your blood sugar is too high / low
Sie brauchen einen Gips / Verband	You need a (plaster) cast / bandage
Die Resultate der Blutuntersuchung sind normal	The blood test results are normal
Wir müssen eine Röntgenaufnahme machen	We have to do an X-ray
Sie sind schwanger	You are pregnant
Sie leiden unter ...	You suffer from ...
Sie müssen im Bett bleiben	You have to stay in bed

Über die Therapie	Concerning the therapy
Ich gebe Ihnen ein Rezept / Medikament	I will give you a prescription / some medication
Ich muss Ihnen eine Spritze geben	I have to give you an injection / a shot
Sie brauchen eine intramuskuläre / subkutane / intravenöse Spritze	You need a(n) intramuscular / subcutaneous / intravenous injection
Ich werde Ihnen einen IV-Zugang am Arm legen	I am going to place an intravenous line (IV) in your arm
Es wird kurz weh tun	It will hurt for a moment
Es wird nicht weh tun	It won't hurt
Tropfen	Drops
Tabletten	Pills
Kapseln	Capsules
Zäpfchen	Suppository
Salbe	Ointment
Hustensaft	Cough syrup

Ich gebe Ihnen ein Schmerzmittel / ein Schlafmittel / ein Beruhigungsmittel	I will give you a pain reliever / sleeping pill / sedative

Medikamenteneinnahme	Taking medication
Jede Stunde	Every hour
Alle 2 / 3 Stunden	Every 2 / 3 hours
Einmal täglich	Once a day
Jeden 2. Tag	Every other day
Morgens	In the morning
Mittags	At midday / noon
Abends	In the evening
Vor / Nach dem Essen	Before / After meals
Zum Essen	With meals
Vor dem Schlafen gehen	Before going to bed
Ein Teelöffel / Esslöffel (voll)	One teaspoon / spoon(ful)
Mit Wasser / viel Flüssigkeit	With water / a lot of liquid
Sie müssen die Tablette in Wasser auflösen	You have to dissolve the pill in water
Sie müssen die Tablette schlucken oder lutschen	You have to swallow or suck on the pill
Sie dürfen die Tablette nicht zerkauen	You are not allowed to chew the pill
Sie sollen damit gurgeln	You are supposed to gargle with it
Sie sollen damit inhalieren	You are supposed to inhale it
(Nicht) Äußerlich anwenden	(Do not) Use externally
Sie dürfen den Verband (nicht) abnehmen	You are (not) allowed to / You may (not) take off your bandage
Machen Sie kalte Umschläge	Apply cold packs
Essen Sie nichts	Don't eat anything
Trinken Sie viel	Drink a lot
Meiden Sie fettreiche Nahrung	Avoid fatty food
Sie sollten nicht mehr rauchen	You should stop smoking

119

TEIL II: WIE BEWERBE ICH MICH? – HOW TO APPLY FOR A JOB

II.1 In den USA

<ABSENDER>

Dr. David Cousins
King's Daughters Hospital
10015 Colley Ave.
Norfolk, Virginia 23704, USA

12. Januar 2006

Sehr geehrter Dr. Cousins,
hiermit möchte ich mich für die Stelle als Nephrologin bewerben, die in der Februar-Ausgabe der American Medical Association ausgeschrieben ist. Mit meinen Spezialgebieten Nephrologie, Onkologie und Innerer Medizin würde ich Ihr Team optimal ergänzen.

Gegenwärtig arbeite ich als Ärztin im Krankenhaus Schwabing, wo ich seit 1998 beschäftigt bin. Zu meinen Aufgaben gehört die Betreuung von Patienten mit reduzierter Nierenfunktion und Nierenerkrankungen im frühen und fortgeschrittenen Stadium. Des Weiteren wirke ich bei der Behandlung von Patienten mit Tumoren mit oder behandle sie eigenständig.

Wie Sie dem Lebenslauf im Anhang entnehmen können, habe ich bereits mehrere praktische Arbeitseinsätze im Ausland absolviert, darunter in New York und Spanien. Da ich über ausgezeichnete Englischkenntnisse verfüge, kann ich mich mit Patienten, Schwestern und Ärzten gut verständigen. Auch die Kommunikation mit Spanisch sprechenden Patienten stellt für mich kein Problem dar.

Ich könnte die Stelle im King's Daughters Hospital wie gewünscht zum 1. März antreten.

Die Zusammenarbeit mit Kollegen aus anderen Ländern ist für mich stets inspirierend und ich würde mich freuen, in Ihrem Haus arbeiten zu können. Zudem bin ich mir über die hervorragende Reputation Ihres Kinderkrankenhauses bewusst.

Ich würde mich sehr freuen, wenn Sie mir Gelegenheit zu einem persönlichen Vorstellungsgespräch geben könnten.

Mit freundlichen Grüßen,

Julia Schulze

<SENDER>

January 12th, 2006

Dr. David Cousins
King's Daughters Hospital
10015 Colley Ave.
Norfolk, Virginia 23704, USA

Dear Dr. Cousins:
I am applying for the position of medical doctor of nephrology, advertised in the February edition of the American Medical Association. I am a specialist in nephrology, oncology as well as internal medicine and would make a superb addition to your staff.

I am currently on staff at Schwabing Hospital (Krankenhaus Schwabing), where I have been working since 1998. My duties include caring for patients suffering from reduced kidney function as well as those suffering from diseases of the kidneys, in early and advanced stages. I have also treated and assisted in the treatment of patients with tumors.

As you can see on my attached curriculum vitae (CV), I have already completed several internships abroad, one in New York and several in Spain. As my English language skills are advanced, I can effectively communicate with patients, nurses and other doctors. I can also communicate with patients in Spanish.

I would be ready to assume my duties at King's Daughters Hospital as of the beginning of March.

I am very interested in working with colleagues from other countries and am excited at the prospect of working at your hospital. I am also aware of the excellent reputation of your Children's Hospital.

Please call me to set up an interview at 011-49-30-617-9110. I look forward to hearing from you soon.

Sincerely,

Julia Schulze

Julia Schulze
Hardenbergstr. 11
10623 Berlin
+49-30-6179110
julia.schulze@lehmanns.de

Fachgebiete
Nephrologie, Onkologie, Innere Medizin

Ausbildung
Studium der Humanmedizin an der Universität Hamburg (1990-97)
Staatsexamen (1997)

Dissertation, Titel "Mammakarzinom" (2000)

Vordiplom in Biologie, Universität München (März 1990)

Berufserfahrung
Schwabinger Krankenhaus, München
Assistenzärztin in der Nephrologie (1998-heute)

Auslandserfahrung
Praktisches Jahr im Hospital Virgen de Macarena, Sevilla, Spanien
(1997)
Praktisches Jahr im Mount Sinai Hospital, New York, USA (1996)
Famulatur im Hospital Virgen del Rocio, Sevilla, Spanien (1995)
Famulatur in der Notaufnahme, Hospital de las Clínicas, La Paz,
Bolivien (1995)
Famulatur im LTMG Hospital, Bombay, Indien (1993)

Veröffentlichungen und Vorträge
Publikation eines Deutsch-Spanischen Wörterbuches
Sprecherin des Europahauses, Hamburg

Sprachkenntnisse
Deutsch   Muttersprache
Englisch   In Wort und Schrift
Spanisch   In Wort und Schrift
Französisch   Grundkenntnisse
Italienisch   Grundkenntnisse

PC-Kenntnisse
Sehr gute Kenntnisse in Word, Excel, PowerPoint

Interessen
Film (Kameraassistenz), Skifahren, Volleyball, Reiten, Flamenco, Salsa

Julia Schulze
Hardenbergstr. 11
10623 Berlin, Germany
+49-30-6179110
julia.schulze@lehmanns.de

Areas of Specialization
Nephrology, oncology, internal medicine

Education
M.D., University of Hamburg
Hamburg, Germany, March 1997
State exam: Completed successfully 1997
Dissertation: Treatment of Mammary Carcinomas (2000)

Bachelor of Science in Biology, University of Munich, March 1990

Employment Experience
Schwabing Hospital, Munich Germany
Assistant Physician, Nephrology, 1998-Present

Internships Abroad
Virgen de Macarena Hospital, Sevilla, Spain, 1997

Mount Sinai Hospital, New York, USA, 1996
Virgen del Rocio Hospital, Sevilla, Spain, 1995
Emergency Room, Hospital de las Clinicas, La Paz, Bolivia, 1995

LTMG Hospital, Bombay, India, 1993

Publications and Representations
Compiled and edited a German/Spanish medical dictionary
Representative at the Europahaus, Hamburg

Language Skills
German	Native speaker
English	Communicate verbally and in writing
Spanish	Communicate verbally and in writing
French	Basic knowledge
Italian	Basic knowledge

Computer Skills
Strong background in Word, Excel, PowerPoint

Interests
Film production (camera work), skiing, volleyball, horseback riding, Flamenco and Salsa dance

II.2 In England

Allgemeines zur Bewerbung in England

Adressen:
Grundsätzlich sollte man sich direkt an die verschiedenen Colleges (Adressen bekommt man über die Royal Colleges der einzelnen Fachgebiete) wenden, von denen man die Adressen der einzelnen Krankenhäuser, bzw. der einzelnen „Trusts" (Zusammenschluss mehrer Krankenhäuser) erhält.

Anschreiben:
Das Anschreiben sollte möglichst kurz gehalten werden, dafür ist der Lebenslauf ausführlich zu gestalten.
Wichtig ist eine Begründung, warum das spezielle Fachgebiet gewählt wurde, welche Erfahrungen man sich erhofft und welche Voraussetzungen man selbst mitbringt.

Lebenslauf:
Bitte kein Photo mitschicken, da sehr auf Chancengleichheit geachtet wird.
Alle Tätigkeiten und Hobbys, die mit Organisation oder Führungsaufgaben verbunden sind, sollten immer erwähnt werden.

Zeugnisse:
Zeugnisse sollten nicht mitgeschickt werden. Es ist in England üblich, dass der Arbeitgeber sich selbst telefonisch über den Bewerber informiert. Deshalb benötigt man am Ende des Lebenslaufs eine Liste von „References" mit Namen, Anschrift und Telefonnummer von Ärzten, die bereit sind, über Arbeitsweise und -fähigkeiten des Bewerbers Auskunft zu geben, d.h. sie sollten Englisch sprechen können und natürlich vorher gefragt werden, ob sie bereit sind, positive Referenzen zu geben.

Famulatur:
Da bei Famulaturen der Lebenslauf noch recht kurz ist, muss das Anschreiben länger ausfallen.
Die Mitgliedschaft im General Medical Council (GMC, dem britischen Äquivalent zur Ärztekammer) ist nicht notwendig.

AiP und Assistenzarzt:
Die Mitgliedschaft im GMC ist Voraussetzung.
Alle 6 Monate wechselt man in England im Rahmen der Facharztausbildung (Rotational Training Scheme) die Station, auf der man arbeitet, dabei werden Stellen frei und neue Bewerber werden miteinbezogen. Falls möglich, sollte man diese Rotation, die im Januar, bzw. Februar und im Juli bzw. August stattfindet, abwarten, um sich zu bewerben.
Man kann sich direkt an die einzelnen Colleges wenden, die dann spezielle Bewerbungsbögen verschicken. Diese sind sehr detailliert, das Anschreiben entfällt und der ergänzende Lebenslauf reicht aus.

Sollten schon Erfahrungen im Spezialgebiet vorhanden sein, kann man über die Tätigkeit als „Locum" auch quer in ein Rotational Training Scheme einsteigen. „Locums" sind sozusagen „Aushilfsärzte", z.B. Urlaubs- oder Krankheitsvertretungen, bzw. Posten für 6 Monate, die bei der letzten Rotation nicht vergeben werden konnten. Diese Stellen sind deutlich besser bezahlt, da stundenweise abgerechnet wird, allerdings ist es meist nicht möglich, an den Fortbildungen und Kursen teilzunehmen. Nach einer solchen Position kann man den jeweiligen Consultant bitten, als Reference zu fungieren. Locumplätze werden über Agenturen vergeben (Adressen gibt es z.B. im Ärzteblatt).

<ABSENDER>

Ausbildungsbüro für Psychiatrie
4. Stock
Grafton Centre for Mental Health
75 East Warfton Street
London WC3 4PJ

Betr.:   Bewerbung für eine psychiatrische Facharztausbildungsstelle am St Ann
           Krankenhaus

                                              München, den 14. November 2005

Sehr geehrte Damen und Herren,

anbei erhalten Sie meinen Lebenslauf und die erforderlichen Zeugnisse in Übersetzung als
Bewerbung für eine psychiatrische Facharztausbildungsstelle am St Ann Krankenhaus.

Ich bin eine 26-jährige Ärztin mit jeweils einjähriger Erfahrung als Ärztin im Praktikum in
einer akutgeriatrischen Abteilung und einer allgemeinpsychiatrischen Klinik. Seit Oktober
2004 bin ich voll approbiert und arbeite zur Zeit als Assistenzärztin auf einer
allgemeinpsychiatrischen Station im Krankenhaus rechts der Isar, einem der Lehrkranken-
häuser für Psychiatrie.
Mein Interesse an der Psychiatrie wurde bei der Arbeit in der Akutgeriatrie geweckt, bei der
ich Patienten betreut habe, die sowohl somatische als auch psychiatrische Probleme
hatten. Faszinierend waren für mich dabei vor allem die Arbeit in einem interdisziplinären
Team und der Versuch, den unterschiedlichen Bedürfnissen der Patienten gerecht zu
werden. So habe ich mich entschlossen, mich im Bereich Psychiatrie zu spezialisieren. Da
ich England für seine Leute, die Kultur und die medizinische Ausbildung sehr schätze,
möchte ich meine Ausbildung in Ihrer Klinik fortsetzen.

Vor meinem Abschluss an der Technischen Universität München im November 2003, habe
ich Famulaturen in vielen Bereichen, so zum Beispiel in der Pädiatrie, der Orthopädie und
der Chirurgie absolviert. Während meiner Doktorarbeit beschäftigte ich mich mit kindlichem
Asthma und würde sehr gern weiterhin Forschung betreiben.

Über ein persönliches Vorstellungsgespräch würde ich mich sehr freuen,

Mit freundlichen Grüßen,

Julia Schulze

<SENDER>

Psychiatric Training Scheme's Office
4th Floor
Grafton Centre for Mental Health
75 East Warfton Street
London WC3 4PJ

Re: Post of Senior House Officer on St Ann's Psychiatric Training Scheme

Munich 14/11/2005

Dear Sirs,

Please find below my resume and C.V. attached with required translated certificates and recomendations as application for the post of Senior House Officer on St Ann's Psychiatric Training Scheme at St Ann's Hospital.

I am a 26 year-old German doctor with experience as Junior House Officer in the department of acute care for the elderly for a year and another year in a General Psychiatric clinic. I got my full registration in October 2004 and am currently working as a Senior House Officer on a general psychiatric ward at Rechts der Isar Hospital linking in with the training scheme there.
My interest in Psychiatry developed doing acute care for the Elderly working with patients with both medical and psychiatric problems. Particularly working in a multidisciplinary team and trying to cover patient's different needs was apealing to me. I decided to specialise in Psychiatry. In appreciation of people, culture and medical education of the British country I would like to further my career at your Training Scheme.

Before graduating from the Technical University of Munich in November 2003 I continously broadend my view on medical problems by elective periods in various areas such as Paediatrics, Orthopaedics and Surgery. I did my thesis in Paediatrics dealing with children with asthma and would like to be involved in research again.

I would be happy to introduce myself personally.

Yours faithfully,

Julia Schulze

CURRICULUM VITAE

PERSÖNLICHE ANGABEN

NACHNAME:	Schulze
VORNAME:	Julia
ADRESSE:	Hardenbergstraße 11
	10623 Berlin
GEBURTSDATUM:	14. Juli 1975
FAMILIENSTAND:	Married / Single
NATIONALITÄT:	German
G.M.C. FULL REGISTRATION NUMBER:	9876543[9]

SPRACHEN:	Deutsch	Muttersprache
	Englisch	Fließend
	Spanisch	Fließend
	Französisch	Grundkenntnisse

SCHULBILDUNG

O-LEVELS: Mathematik, Biologie, Chemie, Physik, Englisch,
(Fächer bis zur   Latein, Altgriechisch, Musik, Religion, Kunst,
11. Klasse)   Geschichte, Erdkunde, Gemeinschaftskunde, Deutsch
Sehr gute Leistungen in: Chemie, Latein, Kunst, Religion

A-LEVELS: Latein, Mathematik, Biologie, Kunst,
(Abiturfächer)   Gemeinschaftskunde, Deutsch, Religion
Sehr gute Leistungen in: Biologie, Kunst, Gemeinschafts-
kunde, Religion

MEDIZINSTUDIUM

11.1995 – 07.1997   Vorklinik an der Technischen Universität   München

08.1997   "Physikum"

11.1997 – 07.2000   Klinische Ausbildung an der Technischen Universität
München
08.1999   1. Staatsexamen
08.2000   2. Staatsexamen

---

[9] Eine Zulassungsnummer, die von GMC an Mitglieder vergeben wird, s.a. „Wie bewerbe ich mich in England"

CURRICULUM VITAE

PERSONAL DETAILS

SURNAME:	Schulze
FORENAME:	Julia
HOME ADDRESS:	Hardenbergstraße 11
	10623 Berlin
DATE OF BIRTH:	14th July 1975
MARITAL STATUS:	Married / Not married
NATIONALITY:	German
G.M.C. FULL REGISTRATION NUMBER:	9876543 (Example)

LANGUAGES:	German	Native speaker
	English	Fluent
	Spanish	Fluent
	French	Basic knowledge

FORMAL STUDIES AND QUALIFICATIONS

O-LEVELS: Subjects: Mathematics, Biology, Chemistry, Physics, English, Latin, Ancient Greek, Music, Religious Studies, Art, History, Geography, Social Science and Politics, German Literature
Honorary Student in: Chemistry, Latin, Art, Religious Studies

A-LEVELS: Subjects: Latin, Mathematics, Biology, Art, Social Science and Politics, German Literature, Religious Studies
Honorary Student in: Biology, Art, Social Science and Politics, Religious Studies

MEDICAL STUDIES

11.1995 – 07.1997 Pre-clinical Studies, Technical University Munich

08. 1997 "Physikum" (Preliminary medical examination)

11.1997 – 07.2000 Clinical Studies, Technical University Munich

08.1999 1st State Examination
08.2000 2nd State Examination

11.2000 – 09.2001	Praktisches Jahr:
	Chirurgie, "Sheba Medical Centre", Tel Hashomer, Israel
	Innere Medizin, "Krankenhaus rechts der Isar" und "Deutsches Herzzentrum", München
	Pädiatrie, "Kinderkrankenhaus Schwabing", München
ABSCHLUSS	3. Staatsexamen am 10.11.2001 in Chirurgie, Innere Medizin, Pädiatrie und Psychiatrie
	Deutsches Äquivalent zum MBBS
	Note 1

FAMULATUREN

Kardiologie / Pulmonologie, "Krankenhaus Schwabing", München
Pädiatrie, "Kinderkrankenhaus Schwabing", München
Pädiatrie, "Kinderkrankenhaus Gaissach", Deutschland
Chirurgie / Orthopädie, Abteilung von Dr. S. Bauer, München

ÄRZTLICHE TÄTIGKEIT

04.2002 – 03.2003	Ärztin im Praktikum
	Akutgeriatrie
	Stationäre und ambulante Tätigkeit
	St. Albertus Hospital
	Köln
	Abteilung von Dr. A. Zwaka
04.2003 – 09.2003	Ärztin im Praktikum
	Allgemeinpsychiatrie
	Klinik Alpenblick
	Wangen
	Abteilung von Dr. G. Kessler

ANSTELLUNGEN

09.2003 – aktuell	Assistenzarzt
	Allgemeinpsychiatrie
	Klinik Alpenblick
	Wangen
	Abteilung von Dr. G. Kessler

11.2000 – 09.2001   Practical Training Periods:
Surgery, "Sheba Medical Centre", Tel Hashomer, Israel
Internal Medicine, "Hospital Rechts der Isar" and "German Heart Centre", Munich
Paediatrics, "Children's Hospital Schwabing", Munich

DEGREE   3rd State Examination 10.11.2001 in Surgery, Medicine, Paediatrics, Psychiatry
German equivalent of MBBS
Graduated with honours

PRACTICAL TRAINING (ELECTIVE PERIOD)

Cardiology / Respiratory, "Hospital Schwabing", Munich
Paediatrics, "Children's Hospital Schwabing", Munich
Paediatrics, "Children's Hospital Gaissach", Germany
Surgery / Orthopaedics, Office of Dr. S. Bauer, Munich

HOUSE OFFICER EMPLOYMENTS

04.2002 – 03.2003   House Officer
Acute Care for the Elderly
Inpatient and Day Hospital Responsibilities
St. Albertus Hospital
Cologne
Office of Dr. A. Zwaka
04.2003 – 09.2003   House Officer
General Psychiatry
Clinic Alpenblick
Wangen
Office of Dr. G. Kessler

APPOINTMENTS HELD

09.2003 – today   Senior House Officer
General Psychiatry
Clinic Alpenblick
Wangen
Office of Dr. G. Kessler

Medizinische Erfahrung

In der oben genannten Abteilung werden sowohl psychiatrische Patienten, als auch Patienten mit psychosomatischen Störungen behandelt. Während meiner Arbeit in einem Team, das Gruppen-, Einzel-, Familien- und Paartherapie anbietet, konnte ich Erfahrungen in diesen Therapiearten sammeln und sie auch unter Supervision selbst anwenden. Außerdem hatte ich die Möglichkeit, an klinischen Studien und Veröffentlichungen mitzuwirken. Ich nahm regelmäßig an Fortbildungen teil und absolvierte einen zusätzlichen Kurs in Psychotherapie.

PROMOTION

Titel: "Qualitätsmanagement bei der stationären Rehabilitation von Kindern mit Asthma bronchiale"
Doktorvater: Prof. Dr. C.P. Bauer
                    Ärztlicher Direktor des "Kinderkrankenhauses Gaissach"
                    Note „summa cum laude" / Wird im Juni 2006 eingereicht

INTERESSEN

Computer: Gute Kenntnisse der Microsoft Office-Programme und von SPSS
Hobbys: Leiterin der Laienschauspielgruppe, Moderne Kunst und Literatur, Skifahren, Fußball

REFERENZEN

1.) Dr. G. Kessler
Psychiatrischer Oberarzt
Klinik Alpenblick
Standstrasse 7
65431 Wangen
Deutschland

Tel Nr:
Fax Nr:

2.) Dr. Hartmann….

Experience gained

The department dealt with psychiatric patients as well as psychosomatic disorders. Working in a multidisciplinary team, providing group, one-to-one, family and couple therapy, occupational therapy and physiotherapy I gained insight into various therapies and carried them out myself under supervision. The post offered the opportunity to be involved in clinical audits and Journal publications. During this period I improved my academic knowledge participating in the teaching programme that was offered and did an additional course in psychotherapy.

DISSERTATION

Titel: "Quality management in stationary rehabilitation for children with asthma bronchiale"
Supervisor: Prof. Dr. C.P. Bauer
                       Medical Superintendent of the "Children's Hospital Gaissach"
                       Grade "very good" / To be submitted in June 2006

GENERAL INTERESTS

Computer: good knowledge of Microsoft Windows packages and SPSS

Hobbies: leader of the amateur theatre group, modern art and literature, skiing, soccer

REFERENCES

1.) **Dr. G. Kessler**
    Consultant Psychiatrist
    Klinik Alpenblick
    Standstrasse 7
    65431 Wangen
    Germany

    Tel No
    Fax No

2.) **Dr. Hartmann....**

TEIL III.1 REGISTER DEUTSCH-ENGLISCH

A

AB0-Isoimmunisierung, f. AB0 iso-immunisation (BE) / isoimmunization (AE)
AB0-Unverträglichkeitsreaktion, f. AB0 incompatibility reaction
Abdeckung, f. Coverage
Abdomen, n. Abdomen
- **Akutes A.** Acute abdomen
Abdomenleeraufnahme, f. Plain abdominal radiography
abhängig addicted
Abhängigkeit, f. Addiction
abhusten to cough up
Ableitende Harnwege, fpl. Efferent urinary tract
Ablösung, f. Ablation; Detachment
- **A. der Plazenta, f.** Separation / Detachment of placenta
- **A. der Netzhaut f.** Retinal detachment
Abmagerung, f. Emaciation
Abort, m. Abortion
Abschuppung, f. Desquamation
absetzen (ein Medikament) to discontinue
Absorption, f. Absorption
Abstoßung, f. Rejection
Abstrich, m. Smear
- **A. nach Papanicolao, m.** Pap smear
Abszess, m. Abscess
- **A. der Lunge, m.** Pulmonary abscess
- **perinephritischer A., m.** Perinephric abscess
Abteilung für ..., f. Division of ...
Abweichung, f. Aberrance; Abnormality
abwesend absent
Acetysalicylsäure, f. Acetylsalicylic acid
Achalasie, f. Achalasia
Achillessehne, f. Achilles tendon
Achondroplasie, f. Achondroplasia
Achselhöhle, f. Armpit; Axilla
Adamsapfel, m. Adam's apple
Addison-Krise, f. Addisonian crisis
Adenom, n. Adenoma
Adenovirus, n. Adenovirus
Aderlass, m. Bloodletting
Adipositas, f. Adiposity; Obesity
Adnexen, fpl. Adnexa; Appendages
(Aszendierende) Adnexitis, f. Pelvic Inflammatory disease
Affekt, m. Affect; Mood
Affektive Psychose, f. Affective psychosis
Agoraphobie, f. Agoraphobia

Agranulozytose, f. Agranulocytosis
AIDS AIDS
Akkommodationsstörung, f. Accomodative disorder
Akne, f. Acne
Akromegalie, f. Acromegaly
Akte, f. (Patient's) Record
Aktinomykose, f. Aktinomycosis
Aktuelle Beschwerden, f. History of present illness
Aktuelle Erkrankung, f. Present illness
akut acute
Akute bakterielle Endokarditis, f. Acute bacterial endocarditis
Akuter Harnverhalt, m. Acute retention of urine
Akuter Stresszustand, m. Acute distress
Akutes Abdomen, n. Acute abdomen
Akutes Nierenversagen, n. Acute renal failure
Albumin, n. Albumin
Alexie, f. Alexia
Alkalische Phosphatase, f. Alkaline phosphatase
Alkalose, f. Alkalosis
Alkohol, m. Alcohol
Alkohol-Embryopathie, f. F(o)etal alcohol syndrome
Alkohlgastritis, f. Alcoholic gastritis
Alkoholintoxikation, f. Alcoholic intoxication, alcohol poisoning
Alkoholische Fettleber, f. Alcoholic fatty liver
Alkoholische Hepatitis, f. Alcoholic hepatitis
Alkoholische Kardiomyopathie, f. Alcoholic cardiomyopathy
Alkoholische Leberzirrhose, f. Alcoholic liver cirrhosis
Alkohol-Polyneuropathie, f. Alcoholic polyneuropathy
Alkoholvergiftung, f. Alcoholic intoxication, alcohol poisoning
Allergen, n. Allergen
Allergie, f. Allergy
Allergietestung, f. Allergy testing
Allgemeinarzt, m. General practitioner
Allgemeine psychiatrische Untersuchung, f. General psychiatric examination
Allgemeine Untersuchung, f. General examination
Allgemeinzustand, m. General condition

Alopezia areata, f. Alopecia areata
Alptraum, m. Nightmare
alt old
älter older
Altersdiabetes, m. Adult onset diabetes mellitus
Alveole, f. Pulmonary alveoli
Alzheimer-Erkrankung, f. Alzheimer's disease
Ambulanz, f. Outpatient clinic / department
Ameisenlaufen, n. Fornication; Prickling
Amenorrhoe, f. Amenorrhea
Aminosäure, f. Amino acid
Amnesie, f. Amnesia
- **Anterograde A., f.** Anterograde amnesia
- **Psychogene A., f.** Psychogenic amnesia
- **Retrograde A., f.** Retrograde amnesia
Amöbeninfektion, f. Am(o)ebic infection
Amöbenruhr, f. Am(o)ebic dysentery
Amphotericin B, n. Amphotericin B
Ampulle, f. Ampule
Amputation, f. Amputation
Amylase, f. Amylase
Amyloidose, f. Amyloidosis
Amyotrophie (neuralgische), f. (Neuralgic) Amyotrophy
Amyotrophische Lateralsklerose, f. Amyotrophic lateral sclerosis
Analabszess, m. Anal abscess
Analfissur, f. Anal fissure
Analfistel, f. Anal fistula
Analprolaps, m. Anal prolapse
Analyse, f. Analysis
Anämie, f. An(a)emia
Anamnese, f. Anamnesis; Medical history / records; Patient history; Past medical history (AE)
Anaphylaktischer Schock, m. Anaphylactic shock
Anarthrie, f. Anarthria
Anästhesie, f. An(a)esthesia
Anästhesist, m. "An(a)esthetist; An(a)esthesiologist"
Änderung, f. Change
Anenzephalie, f. Anencephaly
Aneurysma, n. Aneurysm
Anfall, m. Seizure
- **Epileptischer A., m.** Epileptic seizure / fit
anfordern to demand; to request
angeboren congenital
Angeborene Missbildung, f. Congenital deformity
Angehörige, mpl. Relatives
Angina, f. Angina
- **Stabile A.** Stable Angina
- **A. pectoris, f.** Angina pectoris
Angiographie, f. Angiography

Angioneurotisches Ödem, n. Angioneurotic (o)edema
Angriff, m. (Physical) Assault
Angststörung, f. Anxiety disorder
anhaltend continuing; persistend
anheben to lift; to raise
anheften to attach
Anhydrose, f. An(h)idrosis
Ankylose, f. Ankylosis
Anorexia nervosa, f. Anorexia (nervosa)
Anpassungsstörung, f. Adjustment disorder
anschwellen to (up)swell
ansteckend contagious
anstrengen to exert; to make an effort
Antazida, npl. Antacid
Antibabypille, f. Birth control pill
Antibiotikum, n. Antibiotic
Antigen, n. Antigen
Antihistaminikum, n. Antihistamine
Antikörper, m. Antibody
Antwort, f. Answer; Response
antworten to answer
Anus, m. Anus
Anweisungen (zur Aufnahme), fpl. Admission orders
Aorta, f. Aorta
Aortenaneurysma, n. Aortic aneurysm
Aortenisthmusstenose, f. Aortic isthmus stenosis; Coarctation of the aorta
Aortenklappe, f. Aortic valve
Aortenklappeninsuffizienz, f. Aortic (valve) insufficiency; Aortic regurgitation
Aortenklappenstenose, f. Aortic (valve) stenosis
Apfelbutzenzeichen, n. Apple core sign
Aphasie, f. Aphasia
Apparat, m. Apparatus
Appendektomie, f. Apendectomy
Appendizitis, f. Appendicitis
Apraxie, f. Apraxia
arbeiten to work
Arm, m. Arm
Arterie, f. Artery
Arterielle Blutgasanalyse, f. Arterial blood gas analysis
Arteriitis, f. Arteritis
Arteriosklerose, f. Arteriosclerosis
Arthritis, f. Arthritis
- **Eitrige A., f.** Pyogenic arthritis
Arthropathie, f. Arthropathy
Arthrose, f. Arthrosis
Arthroskopie, f. Arthroscopy
Arzt, m. Doctor; Physician
- **A. in der Facharztausbildung, m.** Senior House Officer (BE)
Arztbrief, m. Discharge note / letter

Ärztliche Allgemeinuntersuchung, f. General medical examination

Asphyxie, f. Asphyxia

Aspiration, f. Aspiration

aspirieren to aspirate

Assistenzarzt, m. Assistant doctor; House Officer (BE); Resident (AE)

assoziiert associated

Ast, m. Branch

Asthma bronchiale, n. Bronchial asthma
- **Extrinsisches A., n.** Extrinsic asthma
- **Intrinsisches A., n.** Intrinsic asthma

Astigmatismus, m. Astigmatism

asymmetrisch asymmetric

(Aszendierende) Adnexitis Pelvic Inflammatory Disease

Ataxie, f. Ataxia

Atembeschwerden, fpl. Shortance of breath

Atemfrequenz, f. Respiratory rate

Atemgeräusche, npl. Breath sounds

Atemnot, f. Shortness of breath

Atemnotsyndrom, n. Respiratory distress syndrome

Atemstillstand, m. Respiratory arrest

Atherosklerose, f. Atherosclerosis

Ätiologie, f. Etiology

Atmung, f. Breathing; Respiration
- **Künstliche A., f.** Artificial respiration

Atopisches Ekzem, n. Atopic eczema / dermatitis

Atresie der Gallengänge, f. Bile duct atresia

Atrioventrikulärer Block, m. Atrioventricular block

Atrophie der Haut, f. Skin atrophy

atrophieren to atrophy

auffinden to discover; to locate

aufgenommen werden (in ein Krankenhaus) to be admitted

Aufnahme, f. Admission

aufpassen to pay attention; to watch

aufregen to agitate; to exite

Aufregung, f. Agitation

Augapfel, m. Eyeball

Auge, n. Eye

Augenabstand, m. Interocular distance

Augenbraue, f. (Eye) Brow

Augenhintergrund, m. Eyeground; Fundus of the eye

Augenhöhle, f. Orbit

Augenkammer, f. Ocular chamber

Augenlicht, n. Eyesight

Augenlid, n. Eyelid

Augenlidspalte, f. Palpebral fissure

Augenspiegel, m. Ophthalmoscope

Ausdehnung, f. Expansion; Extension

Ausfluss, m. Discharge
- **Vaginaler A., m.** Vaginal discharge

Aushöhlung, f. Cavity

Auskultation, f. Auscultation

ausreichen to suffice

ausrutschen to slip

Ausschlag, m. Rash

ausschließen to rule out

Äußere Augenmuskeln, fpl. Extraocular Muscles

Äußere Hirnhaut, f. Dura mater

Äußerer Gebärmuttermund, m. External cervical os

Äußerer Gehörgang, m. Outer auditory canal

Ausstellung einer ärztlichen Bescheinigung, f. Issuance of a medical certification

ausstrahlen to (ir)radiate

(Blut-) Ausstrich, m. Blood smear

Austreibungsphase, f. Second stage of labo(u)r; Stage of expulsion

autoimmun autoimmune

Autounfall, m. Motor vehicle accident

AV-Klappe, f. Atrioventricular valve

AV-Knoten, m. Atrioventricular node

Azidose, f. Acidosis

B

ß-Blocker, m. Beta(-receptor) blocker

Backenzahn, m. Molar; Grinder

Bad, n. Bath

Badezimmer, n. Bathroom

Bahre, f. Stretcher

Bakteriämie, f. Bacter(a)emia

Bakterielle Erkrankung, f. Bacterial disease

Bakterien, npl. Bacteria

Band, n. Ligament

Bänderriss, m. Ligament rupture

Bänderzerrung, f. Ligament strain

Bandmaß, n. Tape measure

Bandscheibe, f. Intervertebral disc (BE) / disk (AE)

Bandscheibendegeneration, f. Intervertebral disc (BE) / disk (AE) degeneration

Bandscheibenschaden, m. Discopathy; Intervertebral disc (BE) / disk (AE) damage

Bandscheibenvorfall, m. Herniated / Slipped disc (BE) / disk (AE)

Bandwurm, m. Tapeworm

Barium Einlauf, m. Barium Enema

Barotrauma, n. Barotrauma

Bartholin-Abszess, m. Bartholin's abscess

Bartholin-Zyste, f. Bartholin's cyst

Basalganglien, npl. Basal ganglia

Basaliom, n. Basal cell carcinoma; Basalioma

Bauch, m. Abdomen
Bauchdecke, f. Abdominal wall
Bauchfell, n. Peritoneum
Bauchhöhle, f. Abdominal cavity
Bauchnabel, m. Bellybutton; Navel
Bauchspeicheldrüse, f. Pancreas
beachten to attend; to consider
beantragen to apply; to request
Beatmung (künstliche), f. (Artificial)
  Respiration
- Mund-zu-Mund-B., f. Mouth-to-mouth
  resuscitation
Becken, n. Pelvis
Beckenboden, m. Pelvic floor
Beckenendlage, f. Pelvic / Breech
  presentation
Beckenknochen (paarige), m. Pelvic bones
Bedarf, m. Demand; Need; Request
bedeuten to mean; to signify
Bedingung, f. Condition; Requirement
beenden (Medikamentengabe) to
  discontinue
Befall, m. Affection
Befruchtung, f. Insemination
Befunde, fpl. Findings
begünstigen to fav(o)ur
Behandlung, f. Treatment
Behandlungsschema, n. Treatment
  schedule
Behçet-Krankheit, f. Behçet's disease
bei Bedarf as needed
Bein, n. Leg
Belastungsdyspnoe, f. Dyspnea on exertion
Benigner paroxysmaler Schwindel, m.
  Benign paroxysmal vertigo
benutzen to use; to utilize
beobachten to observe
Beobachtung, f. Observation
- B. bei Verdacht auf Krankheit, f. In for
  observation / suspicion of illness
Beruhigungsmittel, n. Sedative
Berührung, f. Contact; Touch
Berührungsempfinden, n. Tactile sensation
Bescheinigung, f. Certification
Besucher, m. Visitor
Betaisodonna, n. Betadine
Betäubungsmittel, n. An(a)esthetic; Narcotic
Bett, n. Bed
Bettdecke, f. Blanket
Bettlaken, n. Sheet
Bettruhe, f. Bed rest
Bettschüssel, f. Bedpan
Bettzeug, n. Bedding
Beugehaltung, f. Flexion
beugen to bend
bewachen to guard; to sentinel; to watch
beweglich mobile; movable

Beweglichkeit, f. Mobility
Bewegung, f. Movement
Bewegungsapparat, m. Musculoskeletal
  system
Bewertung, f. Assessment; Evaluation
Bewusstlosigkeit, f. Unconsciousness
Bewusstseinstörung, f. Impaired
  consciousness
Bewusstseinsverlust, m. Loss of
  consciousness
Bifaszikulärer Block, m. Bifascicular block
Bild, n. Image; Picture
Bikarbonat, n. Bicarbonate
bilateral bilateral
Bilirubin, n. Bilirubin
Bindehaut, f. Conjunctiva
Biochemie, f. Biochemistry
Biopsie, f. Biopsy
Biss, m. Bite
- Hundebiss, m. Dog bite
- Rattenbiss, m. Rat bite
Blähungen, fpl. Flatulence
Bläschen, n. Vesicle
Blase, f. Blister
Blasenkatheterisation, f. Bladder
  catheterisation (BE) / catheterization (AE)
Blasenmole, f. Hydatidiform mole
Blasensprung, m. Rupture of the (f(o)etal)
  membranes
blass pale
Bleibendes Gebiss, n. Permanent teeth
blind blind
Blinddarm, m. Blind gut; Cecum
Blindheit, f. Blindness
blockieren to block; to obstruct
Blut, n. Blood
- Ausstrich, m. Blood smear
Blutalkoholspiegel, m. Blood alcohol level
Blutbank, f. Blood bank
Blutbild, n. Blood count; H(a)emogram;
  Complete blood cell count
Blutdruck, m. Blood pressure
Blutdruckmessgerät, n. Blood pressure
  (measuring) device
Blutdruckmessung, f. Blood pressure
  measurement
bluten to bleed
Blutentnahme, f. Blood withdrawal; Taking of
  blood samples
Blutgasanalyse, f. Blood gas analysis
Blutgerinnsel, n. Blood clot
Blutgerinnung, f. Blood coagulation / clotting
Blutgerinnungsanalyse, f. Coagulation test
Blutgruppe, f. Blood group / type
Blutgruppenbestimmung, f. Blood grouping
  / typing
Blutharnstoff, m. Blood urea nitrogen(e)

Blut-Hirn-Schranke, f. Blood brain barrier
Bluthochdruck, m. High blood pressure; Hypertension
Blutkonserve, f. Stored blood (for transfusion)
Blutkörperchen, n. Blood corpuscle / cell
Blutkörperchensenkungsgeschwindigkeit, f. Erythrocyte sedimentation rate
Blutkultur, f. H(a)emoculture; Blood culture
Blutprobe, f. Blood sample
Blutserum, n. Blood serum
Blutspender, m. Blood donor
Bluttransfusion, f. Blood transfusion
Blutung, f. Bleeding
- **B. aus dem äußeren Gehörgang, f.** Bleeding from the external auditory canal
- **Postpartale B., f.** Post partum bleeding
Blutungszeit, f. Bleeding time
Blutverlust, m. Loss of blood
Blutwäsche, f. H(a)emodialysis
Blutzucker, m. Blood sugar / glucose
- **Erhöhter B., m.** High blood sugar; Hyperglycemia
Borreliose, f. Borreliosis
bösartig malignant
Bösartige Neubildung, f. Malignant growth; Neoplasm
Bösartiges Melanom der Haut, n. Malignant melanoma of the skin
Botulismus, m. Botulism
Bradykardie, f. Bradycardia
Braunüle, f. Indwelling catheter
Brechreiz, m. Nausea
Breitspektrumantibiotikum, n. Broad spectrum antibiotic
brennen to burn

Brennen, n. Burning
Bronchialkarzinom, n. Bronchial carcinoma
Bronchiallavage, f. Bronchial and alveolar lavage
Bronchiektase, f. Bronchiectasis
Bronchiolitis, f. Bronchiolitis
- **B. obliterans, f.** Bronchiolitis obliterans
Bronchitis, f. Bronchitis
Bronchus, m. Bronchus
Brucellose, f. Brucellosis
Bruch, m. Fracture
Bruder, m. Brother
Brust, f. Chest
Brustbein, n. Breastbone; Sternum
Brustdrüse, f. Mammary gland
Brustfell, n. Pleura
Brustfellentzündung, f. Pleurisy
Brustkorb, m. Thorax; Ribcage; Chest
Brustraum, m. Thoracic / Rib cage; Chest area
Brustschmerzen, mpl. Chest Pain
Brustumfang, m. Girth of chest; Thoracic circumference
Brustwarze, f. Mamilla; Nipple
Brustwirbel, m. Thoracic vertebra
Budd-Chiari-Syndrom, n. Budd-Chiari syndrome
Bulimia nervosa, f. Bulimia (nervosa)
Bullöses Pemphigoid, n. Bullous pemphigoid
Bursitis, f. Bursitis
- **B. subacromialis, f.** Subacromial bursitis
Busen, m. Breast; Mamma
Bypass, m. Bypass
B-Zell-Lymphom, n. B-cell lymphoma

C

Café-au-lait-Fleck, m. Café-au-lait spot
Caissonkrankheit, f. Caisson disease
Calcium, n. Calcium
Candidiasis, f. Candidiasis
Cererbrovaskuläre Erkrankung, f. Cerebrovascular disease
Cerumen obturans, n. Impacted cerumen
Cervixkarzinom, n. Cervical carcinoma
Chalazion, m. Chalazion
Chefarzt, m. Chief / Head physician; Chairman (AE); Clinical Director (BE)
Chemotherapie, f. Chemotherapy
Chemotherapie-Sitzung, f. Chemotherapy session
Chiasma opticum, n. Optic chiasm
Chirurgie, f. Surgery
Chlamydien, fpl. Chlamydia
Chloasma, n. Chloasma; Melasma

Chlorid, n. Chloride
Choanalatresie, f. Choanal atresia
Cholangitis, f. Cholangitis
- **Sklerosierende C., f.** Sclerosing cholangitis
Cholelithiasis, f. Cholelithiasis
Cholera, f. Cholera
Cholesteatom, n. Cholesteatoma
Cholesterin, n. Cholesterol
Cholezystitis, f. Cholecystitis
Chondromalazie, f. Chondromalacia
Chorea Huntington, f. Huntington's disease / chorea
chronisch chronic
Chronisch ischämische Herzkrankheit, f. Chronic isch(a)emic heart disease
Chronisch obstruktive Lungenerkrankung, f. Chronic obstructive pulmonary disease

Chronische Niereninsuffizienz, f. Chronic renal failure
Chronische Rhinitis, f. Chronic rhinitis
Chronische Stauungsleber, f. Chronic liver congestion
Chronisches Ulcus, m. Chronic ulcer
Claudicatio intermittens, f. Intermittent claudication
Clavulansäure, f. Clavulanic acid
Clearance, f. Clearance
Clostridium perfringens, n. Clostridium perfringens
Cluster-Kopfschmerz, m. Cluster headache
Colitis ulcerosa, f. Ulcerative colitis
Colon irritabile, n. Irritable colon / bowel disease

Computer, m. Computer
Computertomographie, f. Compute(rize)d tomography; CAT-Scan
Coombstest, m. Coombs test
Corpus luteum, n. Corpus luteum; Yellow body
C-reaktives Protein, n. C-reactive protein
Creatininkinase, f. Creatine kinase
Creatinphosphokinase, f. Creatine phosphokinase
Creme, f. Cream
Creutzfeldt-Jakob Krankheit, f. Creutzfeldt-Jakob disease
Crohn-Krankheit, f. Crohn's disease
Cushing-Syndrom, n. Cushing's syndrome
Cytomegalie, f. Cytomegaly

D

Dammriss unter der Geburt, m. Perineal laceration / tear
- D. ersten bis vierten Grades first to fourth degree
Dammschnitt, m. Episiotomy; Perineotomy
Dämpfung, f. Dullness
Darier´sche Krankheit, f. Darier's disease
Darmfistel, f. Intestinal fistula
Darmgeräusche, npl. Bowel Sounds
Darmmilzbrand, m. Intestinal anthrax
Darmparasit, m. Intestinal parasite
Darreichungsform, f. Form of administration
Daumen, m. Thumb
Degeneration, f. Degeneration
- D. der Makula, f. Macular degeneration
Degenerative Erkrankung, f. Degenerative disease
Dehnung, f. Distension
Dehnungsreflex, m. Stretch reflex
Dekompressionskrankheit, f. Decompression sickness
Dekubitalgeschwür, n. Bed sore; Decubitus ulcer
Delir, n. Delirium
Demenz, f. Dementia
- Frontotemporale D., f. Frontotemporal dementia
- Vaskuläre D., f. Vascular dementia
Demyelinisierende Erkrankungen Demyelinating diseases
Dengue-Fieber, f. Dengue fever
Depression, f. Depression
Dermatitis, f. Dermatitis
Dermatologie, f. Dermatology
Dermatosen, fpl. Dermatoses
Desinfektionsmittel, n. Desinfectant
Diabetes insipidus, m. Diabetes insipidus
Diabetes mellitus, m. Diabetes mellitus

- D. m. in der Schwangerschaft, m. Gestational diabetes mellitus
Diabetische Ketoazidose Diabetes ketoacidosis
Diabetische Polyneuropathie, f. Diabetic polyneuropathy
Diabetische Retinopathie, f. Diabetic retinopathy
Diagnose, f. Diagnosis
Dialyse, f. Dialysis
Diarrhoe, f. Diarrh(o)ea
Diät, f. Diet
Diät-Beratung, f. Diet consultation
Dickdarm, m. Large intestine
Dickdarmkrebs, m. Colon cancer
Dienst, m. Duty; Service
- D. haben to be on duty
Dienstzimmer, n. Doctor's office
Differentialblutbild, n. Differential blood count
Diphtherie, f. Diphtheria
Diplopie, f. Diplopia
Dissektion der Aorta, f. Aortic dissection
Disseminierte intravasale Gerinnung, f. Disseminated intravascular coagulation
Distorsion, f. Distorsion
Diuretikum, n. Diuretic
Divertikel, n. Diverticulum
Divertikulitis, f. Diverticulitis
Divertikulose, f. Diverticulosis
Doppelbilder, npl. Diplopic / Double images
Dornfortsatz, m. Spinous process
Dorsopathie, f. Back disorders
Dosis, f. Dose
Down-Syndrom, n. Down's syndrome
Drainage, f. Drainage
Drei Mal täglich three times a day

Drillingsschwangerschaft, f. Triplet pregnancy
Drogenentzugssyndrom, n. Drug withdrawal syndrome
Drogensucht, f. Drug addiction
Drucker, m. Printer
Drüse, f. Gland
Ductus choledochus, m. Common bile duct; (Ductus) Choledochus
Dünndarm, m. Small intestine
Dünndarmgeschwür, n. Duodenal ulcer
Dünndarmkrebs, m. Small intestine cancer
Dünndarmschlinge, f. Intestinal loop; Loop of the small intestine

Duodenalverschluss, m. Duodenal obstruction
Duodenitis, f. Duodenitis
Duodenum, n. Duodenum
Durchfall, m. Diarrh(o)ea
Durchmesser, m. Diameter
Durst, m. Thirst
Dusche, f. Shower
Dysarthrie, f. Dysarthria
Dyslexie, f. Dyslexia
Dyspareunie, f. Dyspareunia
Dysphagie, f. Dysphagia
Dysphasie, f. Dysphasia
Dysurie, f. Dysuria

E

Ebstein-Anomalie, f. Ebstein('s) anomaly
Ebstein-Barr-Virus, n. Ebstein-Barr virus
Echinococcose, f. Echinococcosis
Echographie, f. Echography
Echokardiographie, f. Echocardiography
Eckzahn, m. Canine
EEG, n. Electroencephalogram
Effloreszenz, f. Efflorescence
Ei (Keimzelle), n. Egg; Ovum
Eichel, f. Glans
Eierstock, m. Ovary
Eileiter, m. Fallopian tube; Oviduct
Eingeweide, f. Viscera
Einreibung, f. Unction
einreißen to rip
Einschneiden des Kopfes, n. Crowning
Einstellung des Fetus, f. F(o)etal presentation
einweisen (in ein Krankenhaus) to admit someone to
Eisen, n. Ferrum; Iron
Eisenmangel, m. Iron deficiency
Eisenmangelanämie, f. Iron deficiency an(a)emia
Eisensättigung, f. Iron saturation
Eiter, m. Pus
eitrig pyogenic
Eitrige Arthritis, f. Pyogenic arthritis
Eiweiß, n. Protein
Ejektionsfraktion, f. Ejection fraction
Ekel, m. Disgust
EKG, n. Electrocardiogram (ECG)
Eklampsie, f Eclampsia
ektopisch ectopic
Ektropium, n. Ectropion
Ekzem, n. Eczema
Elektroenzephalogramm, n. Electroencephalogram (EEG)
Elektrokardiogramm, n. Electrocardiogram (ECG)

Elektrolyt, m. Electrolyte
Ellbogen, m. Elbow
Elle, f. Ulna
Ellenbeuge, f. Bend of the elbow
Embolie, f. Emboly
Embryofetopathie, f. Embryof(o)etopathy
Emphysem, n. Emphysema
Empyem, n. Empyema
Encephalomyelitis disseminata, f. Disseminated encephalomyelitis
Endokard, n. Endocardium
Endokarditis, f. Endocarditis
Endokrinologie, f. Endocrinology
Endometriose, f. Endometriosis
Endoskopie, f. Endoscopy
Enge, f. Isthmus
Enophthalmus, m. Enophthalmos
Enteritis, f. Enteritis
Enterovirus, n. Enterovirus
Entlassung, f. Discharge
- E. gegen ärztlichen Rat, f. Discharge against medical advice (AMA)
Entwicklung, f. Development
Entwicklungsstörung, f. Developmental disturbance
entzündlich inflammatory
Entzündliche Erkrankung, f. Inflammatory disease
Entzündliche Polyarthropathie, f. Inflammatory polyarthropathy
Entzündung, f. Inflammation
Enzephalitis, f. Encephalitis
Enzephalomyelitis, f. Encephalomyelitis
Enzephalopathie, f. Encephalopathy
Enzephalozele, f. Encephalocele
Enzym, n. Enzyme
Eosinophile Fasziitis, f. Eosinophilic fasciitis
Eosinophiles Lungeninfiltrat, n. Pulmonary infiltrate with eosinophilia
Epidemie, f. Epidemic

Epididymitis, f. Epididymitis
Epidurale Blutung, f. Epidural h(a)emorrhage
Epiglottitis, f. Epiglottitis
Epilepsie, f. Epilepsy
Epileptischer Anfall, m. Epileptic seizure / fit
Epispadie, f. Epispadias
Epistaxis, f. Epistaxis; Nosebleed
Epithelkörperchen, n. Parathyroid glands
erblich hereditary
Erbliche Erkrankung, f. Hereditary disease
Erfrierung, f. Frostbite
Ergotherapeut, m. Occupational therapist
Ergotherapie, f. Occupational therapy
Erguss, m. Effusion
Erhängen, n. Hanging
Erhöhter Blutzucker, m. High blood sugar; Hyperglycemia
Erhöhung, f. Increase; Rise
Erinnerung, f. Memory
Erkältung(sschnupfen), m. Acute rhinitis; Common Cold
Erkrankung, f. Disease; Illness
Ermüdbarkeit, f. Fatigability
Ernährung, f. Diet; Nutrition
Ernährungszustand, m. Nutritional condition
Erosion, f. Erosion
Erreger, m. Disease agent; Pathogen
Erregerspektrum, n. Spectrum of pathogens
Erregung, f. Excitement
Erste Hilfe, f. First aid
Erstgebärende, f. Primipara

Ersticken, n. Suffocation
Ertrinken, n. Drowning
Erwarteter Geburtstermin, m. Estimated date of confinement
Erweiterung der Zervix, f. Dilat(at)ion of the cervix
Erysipel, n. Erysipelas
Erythem, n. Erythema
Erythema nodosum, n. Erythema nodosum
Erythema toxicum neonatorum, n. Erythema toxicum (neonatorum)
Erythrozyt, m. Erythrocyte
Erythrozytenzahl, f. Red blood count
Eselsbrücke, f. Mnemonic
Essenstablett, n. Lunch tray
Essentielle Hypertonie, f. Essential Hypertension
Essstörung, f. Eating disorder
Eustachische Röhre, f. Eustachian tube
Exanthem, n. Exanthema
Exhibitionismus, m. Exhibitionism
Exophthalmus, m. Exophthalmos
Explosion, f. Explosion
Exstirpation, f. Extirpation
Extensionshaltung, f. Extension
Extraktion mit Saugglocke, f. Vacuum extractor delivery
Extrasystole, f. Extrasystole; Premature contraction
Extrauteringravidität, f. Ectopic pregnancy
extrinsisch extrinsic

F

Facharzt, m. Special registrar (BE)
Facharztprüfung, f. Member of Royal College (BE)
Faden, m. Thread
Fadenentfernung, f. Suture removal
Faktor, m. Factor
Fall, m. Case
Fallot-Tetralogie, f. Tetralogy of Fallot
Falte, f. Wrinkle
Familienanamnese, f. Family history
Familienstand, m. Marital status
Farbsinnstörung, f. Colo(u)r perception defect
Färbung, f. Stain(ing)
Farmerlunge, f. Farmer's lung
Fasziitis, f. Fasciitis
- **Eosinophile F., f.** Eosinophilic fasciitis
- **Nekrotisierende F., f.** Necrotising (BE) / Necrotizing (AE) Fasciitis
Faszikulationen, fpl. Fasciculations
Fazialislähmung, f. Facial (nerve) paralysis / paresis

Fazialisparese, f. Facial (nerve) paralysis / paresis
Fehlbildung, f. Deformity; Dysplasia; Malformation
Fehlgeburt, f. Abortion; Miscarriage
Femoralishernie, f. Femoral hernia
Femur, m. Femur; Thigh bone
Ferse, f. Heel
Fessel, f. Ankle
Fetale Mangelernährung, f. F(o)etal malnutrition
Fett, n. Fat; Lipid
Fettembolie, f. Fat embolism
Fettleber, f. Fatty liver
Fetus, m. F(o)etus
Fibrinogen, n. Fibrinogen
Fibromatose, f. Fibromatosis
Fibrosklerose, f. Fibrosclerosis
Fieber, n. Fever
- **F. unbekannter Ursache, n.** Fever of unknown origin
Fieberkrampf, m. Febrile convulsion

Fieberthermometer, n. (Clinical) Thermometre (BE) / Thermometer (AE)
Finger, m. Finger
Fingerknöchel, m. Knuckle
Fingernagel, m. Fingernail
Fingerzwischenraum, m. Interdigital space
Fissur, f. Fissure
Flanke, f. Flank
Fleisch, n. Flesh; Sarco-
Flimmern, n. Fibrillation
Floh, m. Flea
Flüssigkeit, f. Liquid; Fluid
Folgeerscheinung, f. After-effect
Follikelzyste des Ovars, f. Follicular cyst of ovary
Fontanelle, f. Fontanel(le)
Fortbildung, f. Course; Training
Fragile X-Syndrom, n. Fragile X syndrome
Fraktur, f. Fracture
- geschlossene F., f. Closed fracture
- offene F., f. Open fracture
Frau, die einmal geboren hat, f. Unipara
Frau, die mehrfach geboren hat, f. Multipara
Frau, die noch nicht geboren hat, f. Nullipara

Fremdkörper, m. Foreign body
Fremdkörperaspiration, f. Foreign body aspiration
Fremdreflex, m. Polysynaptic reflex
Frequenz, f. Frequency; Rate
Frontallappen, m. Frontal lobe
Frontotemporale Demenz, f. Frontotemporal dementia
Frostbeule, f. Chilblain
Fruchtblase, f. Amniotic sac; Bag of waters
Fruchtwasser, n. Amniotic fluid
Fruchtwasserembolie, f. Amniotic fluid embolism
Frühgeborenes, n. Premature baby / infant
Führender Teil des Fetus, m. Presenting part of the f(o)etus
Funktionsprüfung, f. Functional test
Funktionsstörung des Ovars, f. Ovarian dysfunction
Furunkel, n. Furuncle
Fuß, m. Foot
Fußknöchel, m. Malleolus
Fußpilz, m. Athlete's foot; Tinea pedis
Fußrücken, m. Dorsum / Back of the foot
Fußsohle, f. Sole (of the foot)
Fußspitze, f. Tip of the foot

G

Galaktorrhoe, f. Galactorrhea
Gallenblase, f. Gallbladder
Gallenblasengang, m. Cystic duct
Gallenblasenkarzinom, n. Gallbladder carcinoma
Gallenblasenstein, m. Gall bladder stone
Gallenflüssigkeit, f. Biles
Gallengang, m. Bile duct
Gallengangsstein, m. Bile duct stone
Gallengrieß, m. Gall gravel
Gallensäure, f. Bile acids
Gallensteinileus, m. Gallstone ileus
Gallensteinkolik, f. Gall stone colic
Gallenwege, mpl. Bile ducts
Gamma-GT, f. Gamma-Gt, Gamma-glutamyl transpeptidase
Gang, m. (Hospital) Aisle
Ganglion, n. Ganglion
Gangrän, n. Gangrene
Gangstörung, f. Gait disturbance
Gänsehaut, f. Goose bumps; Gooseflesh
Gasbrand, m. Gas gangrene
Gastritis, f. Gastritis
Gastroenterologie, f. Gastroenterology
Gastroösophageale Refluxkrankheit, f. Gastroesophageal reflux disease
Gastroskopie, f. Gastroscopy
Gaumen, m. Palate

- Harter G., m. Hard palate
Gaumenbogen, m. Palatine arch
Gaumenmandel, f. Palatine tonsil
Gaumensegel, n. Velum palatinum; Soft palate
Gaumenspalte, f. Cleft palate
Gebärmutter, f. Uterus
Gebärmutterhals, m. Uterine cervix
Gebärmuttermund, m. Cervical os
Gebärmutterschleimhaut, f. Endometrium
Gebärmuttersenkung, f. Uterine descent
Gebiet, n. Area; District; Field
Gebiss, n. Teeth
- Künstliches G., n. Denture; False teeth
Geburt, f. Delivery
Geburtsdatum, n. Date of birth
Geburtshilfe, f. Obstetrics
Geburtshindernis, n. Obstructed labo(u)r
Geburtskomplikation, f. Delivery complication
Geburtsschmerzen, mpl. Labo(u)r (pain)
Geburtsverletzung, f. Birth injury
Gedeihstörungen, f. Failure to thrive
Gefäß, n. Pot; Vessel
Gefäßerkrankung, f. Vascular disease
Gefäßgeräusch, n. Vascular murmur
Gehhilfe, f. Invalid walker
Gehirn, n. Brain

Gehirnerschütterung, f. (Brain) Concussion
Gehör, n. Hearing
Gehörgang, m. Auditory canal
Gehörknöchelchen, n. Auditory ossicles
Gelbfieber, n. Yellow fever
Gelenk, n. Joint
Gelenkerguss, m. Joint effusion
Gelenkhöhle, f. Joint cavity
Gelenkkapsel, f. Articular / Joint capsule
Gelenkknorpel, m. Articular cartilage
Gelenkkontraktur, f. Joint contracture
Gelenkschmerz, m. Arthralgia
Gelenksteife, f. Ankylosis
Genetische Beratung, f. Genetic counseling
Geradstand, m. Longitudinal position
Geräusch, n. Murmur; Sound
Gerinnung, f. Coagulation
Gerinnungsfaktor, m. Coagulation factor
Gerinnungszeit, f. Coagulation time
Geruch, m. Smell
Gesäß, n. Buttocks
Geschlechtskrankheit, f. Sexually transmitted disease; Vener(e)al disease
Geschlechtsorgan, n. Reproductive organ / Genital
Geschlechtsverkehr, m. Sexual intercourse
Geschwindigkeit, f. Speed; Velocity
Geschwür, n. Ulcer
Gesicht, n. Face
Gesichtsfarbe, f. Col(o)uring
Gesichtsfelddefekt, m. Visual field defect
Gesichtslage, f. Face presentation
Gestank, m. Fetor; Stink
Gestationsalter, n. Gestational age
Gestationshypertonie, f. Gestational hypertension
Gesundheit, f. Health
Gesundheitsvorsorgeuntersuchung, f. Preventive examination
Gewebe, n. Tissue
Gewicht, n. Weight

Gicht, f. Gout
Gichtkranker, m. Gout sufferer
Giemen, n. Rhonchus; Sibilant; Wheeze
Gift, n. Poison
Gilles de la Tourette-Syndrom, n. (Gilles de la) Tourette('s) syndrome
Gips, m. Plaster
Glasgow Koma Skala, f. Glasgow coma scale
Glaskörper, m. Vitreous body
Glaskörperblutung, f. Intravitreal h(a)emorrhage
Glatte Muskulatur, f. Smooth muscles
Glatze, f. Alopecia; Baldness
Glaukom, n. Glaucoma
Gleitmittel, n. Lubricant
Gliedmaße, f. Extremity; Limb
Glomuläre Filtrationsrate, f. Glomerular filtration rate
Glukose, f. Glucose
Glutenenteropathie, f. Gluten-induced enteropathy
Gonarthrose, f. Gonarthrosis
Gonorrhoe, f. Gonorrh(o)ea
Grand-mal-Anfall, m. Grand mal seizure
Granulozyt, m. Granulocyte
Greggsche Trias, f. Merseburg triad
Grenze, f. Border; Margin
Grenzwert, m. Threshold value
Grippe, f. Influenza
Größe, f. Height; Size
Große Schamlippen, fpl. Labia majora
Großzehe, f. Big / Great toe; Hallux
Grund, m. Cause
Guillain-Barré-Syndrom, n. Guillain-Barré syndrome
gutartig benign
Gynäkologie, f. Gyn(a)ecology
Gynäkologische Untersuchung, f. Gyn(a)ecological examination

H

Haar, n. Hair
Haarausfall, m. Hair loss
Habituelle Luxation, f. Habitual dislocation
Haemoccult-Test, m. (Stool) Guaiac test; Guaiac smear test; H(a)emoccult test
Haemophilus influenza, m. H(a)emophilus influenzae
Haken, m. Hook
Hakenwurm, m. Hookworm
Halbwertzeit, f. Half life
Hallux rigidus, m. Hallux rigidus; Stiff big toe
Hallux valgus m. Hallux valgus; Bunion
Halluzination, f. Hallucination

Hals, m. Neck
Hals-Nasen-Ohren-, f. Ear, nose, and throat
Halsschlagader, f. Carotid (artery)
Halsschmerzen, f. Sore throat
Halsvenenstauung, f. Jugular venous distension
Haltung, f. Attitude
- H. des Fetus, f. F(o)etal attitude
Hämangiom, n. H(a)emangioma
Hämarthros, n. H(a)emarthrosis
Hämatokrit, m. Hematocrit
Hämatologie, f. H(a)ematology
Hämatom, n. H(a)ematoma

Hämatothorax, m. H(a)em(at)othorax
Hämaturie, f. H(a)ematuria
Hämoglobin, n. H(a)emoglobin
Hämoperikard, n. H(a)emopericardium
Hämoptoe, f. H(a)emoptysis
Hämorrhoidalknoten, m. H(a)emorrhoidal
  node
Hämorrhoiden, fpl. H(a)emorrhoids; Piles
Hand, f. Hand
Handballen, m. Ball of the thumb; Thenar
Handfläche, f. Palm
Handgelenk, n. Wrist
Handgriff, m. Maneuver; Technique
Handlinie, f. Palmar crease
Handrücken, m. Back of the hand
Handschuhe, mpl. Gloves
Handtuch, n. Towel
Harnblase, f. (Urinary) Bladder
Harnblasendivertikel, n. Bladder
  diverticulum
Harnblasenkarzinom, n. Bladder carcinoma
Harninkontinenz, f. Urinary incontinence
Harnleiter, m. Ureter
Harnröhre, f. Urethra
Harnröhrenstriktur, f. Urethral stricture
Harnröhrenverschluss, m. Obstructive
  uropathy; Urethral obstruction
Harnsäure, f. Uric acid
Harnstoff, m. Urea
Harnwege (ableitende), mpl. (Efferent)
  Urinary tract
Harnwegsinfekt, m. Urinary tract infection
Hasenscharte, f. Cleft / Hare lip
Häufigkeit, f. Frequency; Rate
Hausarzt, m. Family doctor; General
  practitioner
Haut, f. Skin
Hautabszess, m. Skin abscess
Hautanhangsorgane, fpl. Skin appendages
Hautausschlag, m. Eczema; Rash
Hautblässe, f. Paleness; Pallor
Hautgeschwür, n. Skin ulcer
Hautmilzbrand, m. Cutaneous anthrax
Hebamme, f. Midwife
Heberden-Knoten, m. Heberden's nodes
Heilung, f. Healing; Recovery
Hemiplegie, f. Hemiplegia
Hepatitis, f. Hepatitis
Hepatorenales Syndrom, n. Hepatorenal
  syndrome
Hereditäre Ataxie, f. Hereditary ataxia
Hernie, f. Hernia
- Angeborene H., f. Congenital Hernia
- H. inguinalis, f. Inguinal Hernia
- Inkarzerierte H., f. Incarcerated Hernia
- (Nicht) Reponierbare H., f. (Not) Reducible
  Hernia

- Strangulierte H., f. Strangulated Hernia
Herpes, m. Herpes
- H. simplex, m. Herpes simplex
- H. zoster, m. Herpes zoster; Shingles
Herz, n. Heart
Herzbeklemmung, f. Heart oppression
Herzbeutel, m. Heart sac; Pericardium
Herzbeutelerguss, m. Pericardial effusion
Herzbeuteltamponade, f. Pericardial
  tamponade
Herzgegend, f. Cardiac region
Herzgeräusch, n. (Heart) Murmur
Herzinfarkt, m. Heart attack
Herzinnenhaut, f. Endocardium
Herzinsuffizienz, f. Cardiac insufficiency;
  Heart failure
Herzkammer, f. Heart chamber; Cardiac
  ventricle
Herzkatheter, m. Cardiac / Heart catheter
Herzklappe, f. Cardiac / Heart valve
- Künstliche H., f. Artificial heart valve
Herzkranzgefäß, n. Coronary vessel
Herz-Kreislaufsystem, n. Cardiovascular
  system
Herz-Lungenmaschine, f. Heart-lung
  machine
Herzmuskel, m. Cardiac muscle
Herzneurose, f. Cardiac neurosis
Herzohr, n. Atrial auricle
Herzrhythmusstörung, f. Cardiac
  dysrhythmia
Herzschrittmacher, m. Cardiac pacemaker
Herzspitze, f. Apex (of the heart)
Herzstillstand, m. Cardiac arrest
Herzverfettung, f. Fatty degeneration of the
  heart
Herzversagen, n. Heart failure
Herzvitium, n. Heart defect
Herzvorhof, m. Atrium (of the heart)
Hiatushernie, f. Hiatal hernia
Hinterkopf, m. Back of the head
Hirnabszess, m. Brain abscess
Hirnblutung, f. (Intra-) Cerebral
  h(a)emorrhage
Hirndruck, m. Intracranial pressure
Hirnhaut, f. Meninges (Sgl.: Meninx)
Hirninfarkt, m. Cerebral infarction
Hirnnerv, m. Cranial nerve
Hirnödem, n. Cerebral (o)edema
Hirnorganisches Psychosyndrom, n.
  Organic mental (brain) syndrome
Hirnstamm, m. Brain stem
Hirnstammsyndrom, n. Brainstem syndrome
Hirntumor, m. Brain tumo(u)r
Hirnwindung, f. Convolution (of the brain);
  Gyrus

Hirschsprung-Krankheit, f. Hirschsprung's disease
Hirsutismus, m. Hirsutism
Hitzschlag, m. Heat stroke
HIV, n. HIV
Hocker, m. Stool
Hoden, m. Testicle
Hodenkrebs, m. Testicular cancer
Hodensack, m. Scrotum
Hodentorsion, f. Testicular torsion
Hodgkin-Krankheit, f. Hodgkin's disease
Höhe, f. Height; Level
Hoher Geradstand, m. High longitudinal position
Hohlraum, m. Antrum; Cavity
Hordeolum, n. Hordeolum
Hormon, n. Hormone
Hormonelle Erkrankung, f. Hormonal disease
Hornhaut, f. Cornea
Hornhautschwiele, f. Callus
Hörprüfung, f. Hearing test
Hörsaal, m. Auditorium; Lecture room
Hörstörung, f. Hearing defect
Hörsturz, m. Acute hearing loss
Hüfte, f. Hip
Hüftgelenk, n. Hip joint
Hühnerauge, n. Corn
Hühnerbrust, f. Pigeon breast
Hundebandwurmkrankheit, f. Hydatid disease
Hundebiss, m. Dog bite
Husten, m. Cough
Hustensaft, m. Cough syrup
Hydronephrose, f. Hydronephrosis
Hydrops fetalis, m. F(o)etal hydrops
Hydroureter, m. Hydroureter
Hydrozele, f. Hydrocele
Hydrozephalus, m. Hydrocephalus, m.
Hyperaktivität, f. Hyperactivity
Hyperaktivitätssyndrom, n. Hyperactivity disorder

Hyperaldosteronismus, m. Hyperaldosteronism
Hyperemesis gravidarum, f. Hyperemesis gravidarum
Hyperkaliämie, f. Hyperkalemia; Hyperpotassemia
Hyperkeratotische Plaques, fpl. Hyperkeratotic plaques
Hyperlipidämie, f. Hyperlipidemia
Hyperparathyreoidismus, m. Hyperparathyroidism
Hypertelorismus, m. Hypertelorism
Hypertensive Enzephalopathie, f. Hypertensive encephalopathy
Hyperthyreose, f. Hyperthyroidism
Hypertonie, f. Hypertension
- Essentielle H., f. Essential hypertension
- Portale H., f. Portal hypertension
- Pulmonale H., f. Pulmonary hypertension
Hypertrophische Pylorusstenose, f. (Hypertrophic) Pyloric stenosis
Hyperventilation, f. Hyperventilation
Hyphe, f. Hypha
Hypochondrie, f. Hypochondria(sis)
Hypoglykämie, f. Low blood sugar; Hypoglycemia
Hypokaliämie, f. Hypokalemia; Hypopotassemia
Hypoparathyreoidismus, m. Hypoparathyroidism
Hypophyse, f. Hypophysis; Pituitary gland
Hypophyseninsuffizienz, f. Pituitary insufficiency; Hypopituitarism
Hypospadie, f. Hypospadias
Hypothermie, f. Hypothermia
Hypotonie, f. Hypotension
Hypovolämischer Schock, m. Hypovol(a)emic shock
Hysterektomie, f. Hysterectomy
- Abdominale H., f. Total abdominal hysterectomie
- Vaginale H., f. Total vaginal hysterectomy

I

Ikterus, m. Icterus; Jaundice
Ileostoma, n. Ileostoma
Ileum, n. Ileum
Ileus, m. Ileus; Intestinal obstruction
- Paralytischer I., m. Paralytic Ileus
Immunantwort, f. Immune reaction / response
Immunglobulin, m. Immunoglobulin
Immunität, f. Immunity
Immunkomplex, m. Immune complex
Immunreaktion, f. Immunoreaction
Immunsuppression, f. Immunosuppression

Impetigo, m. Impetigo
- I. contagiosa, f. Impetigo contagiosa
Impfstoff, m. Serum; Vaccine
Impfung, f. Vaccination
Impotenz, f. Impotence
- I. organischen Ursprungs, f. Impotence of organic origin
Infektiologie, f. Infectiology
Infektion, f. Infection
Infektiöse Mononukleose, f. Infectious mononucleosis
Infusion, f. Infusion

145

Infusionsflasche, f. Infusion bottle
Infusionsnadel, f. I. V. cannula
Infusionsständer, m. Infusion stand
Injektion, f. Injection
- **Intramuskuläre I., f.** Intramuscular injection
- **Intravenöse I., f.** Intravenous injection
- **Subkutane I., f.** Subcutaneous injection
Inkontinenz, f. Incontinence
Innenohr, n. Internal / Inner ear
Innere Hirnhaut, f. Pia mater
INR-Wert, m. INR value
Insektenstich, m. Insect sting / bite
Inselzellen, fpl. Islet cells
Instabiler Thorax, m. Flail chest; Unstable
chest wall
Insuffizienz, f. Insufficiency
Insulin, n. Insulin
Insulindosierung, f. Insulin dosage
Intelligenz, f. Intelligence
Intelligenzminderung, f. Learning disability;
Mental retardation
Intensivstation, f. Intensive care unit
Interstitium, n. Interstice; Interstitium
Intrakranielle Raumforderung, f. Intracranial
space-occupying lesion

Intrakranielle Verletzung, f. Intracranial
injury
Intrauterine Mangelentwicklung, f.
Intrauterine growth retardation
Intrauterine Schwangerschaft, f.
Intrauterine pregnancy
Intravenöse Drogenabhängigkeit, f.
Intravenous drug abuse
Intravenöser Zugang, m. Intravenous line
Intrazerebrale Blutung, f. (Intra)cerebral
h(a)emorrhage
Intubation, f. Intubation
Invagination, f. Intussusception; Invagination
In-vitro-Fertilisation, f. In vitro fertilisation
(BE); In vitro fertilization (AE)
Inzision, f. Incision
Iod, n. Iodine
Iridozyklitis, f. Iridocyclitis
Ischämie, f. Isch(a)emia
Ischämische Herzkrankheit, f. Isch(a)emic
heart disease
Ischialgie, f. Ischialgia
Ischium, n. Ischium
Isthmus, m. Isthmus

J

Jejunum, n. Jejunum
Jucken, n. Itching; Pruritus
Jugularisvene, f. Jugular vein
Junge, m. Boy

Jungfernhäutchen, n. Hymen; Maidenhead
Juvenile Spondylitis ankylosans, f.
Juvenile ankylosing spondylitis

K

kachektisch cachectic
Kachexie, f. Cachexia
Kaiserschnitt, m. C(a)esarean section
Kalium, n. Potassium
Kälte, f. Cold
Kalzium, n. Calcium
Kamm, m. Comb
Kammer, f. Chamber; Ventricel
Kammerflattern, n. Ventricular flutter
Kammerflimmern, n. Ventricular fibrillation
Kantine, f. Cafeteria; Lunchroom
Kapillare, f. Capillary
Kaposi Sarkom, n. Kaposi's sarcoma
Kapsel, f. Capsule
Karbunkel, n. Carbuncle
Kardiogener Schock, m. Cardiogenic shock
Kardiologe, m. Cardiologist
Kardiologie, f. Cardiology
Kardiologische (Intensiv-) Station, f.
Coronary care unit
Kardiomegalie, f. Cardiomegaly

Kardiomyopathie, f. Cardiomyopathy
Kardiovaskuläre Funktionsprüfung, f.
Cardiovascular function test
Karpaltunnel-Syndrom, n. Carpal tunnel
syndrome
Karzinom, n. Carcinoma
Kataplexie, f. Cataplexy
Katarakt (senil), m. (Senile) Cataract
Katheter, m. Catheter
katheterisieren to catheterise (BE); to
catheterize (AE)
Katheterurin, m. Catheterised (BE) urine /
Catheterized (AE) urine
Kauapparat, m. Masticatory apparatus
Kaumuskel, m. Masticatory muscle
Kawasaki-Syndrom, n. Kawasaki syndrome /
disease
Kehle, f. Throat
Kehlkopf, m. Larynx
Kehlkopfdeckel, m. Epiglottis
Keimträger von ..., m. Carrier of ...

146

Keloid, n. Keloid
Kephalhämatom, n. Cephalh(a)ematoma
Keratitis, f. Keratitis
Keratokonjunktivitis, f. Keratoconjunctivitis
Kernikterus, m. Kernicterus
Ketoazidose, f. Ketoacidosis
Keuchhusten, m. Pertussis; Whooping cough
Kieferhöhle, f. Maxillary sinus
Kiefernhöhlenentzündung, f. Maxillary sinusitis
Kiefersperre, f. Lockjaw; Trismus
Kind, n. Baby; Child
Kinderlähmung, f. Infantile paralysis; Poliomyelitis
Kindesmisshandlung, f. Child abuse
Kindheit, f. Childhood
Kindsbewegungen, fpl. F(o)etal movements
Kinetose, f. Motion sickness; Kinetosis
Kinn, n. Chin
Kissen, n. Pillow
Kittel, m. (Doctor's) Coat / Smock; Gown
Klammer, f. Clamp
Klebsiella, f. Klebsiella
Kleiderbügel, m. (Coat) Hanger
Kleine Schamlippen, fpl. Labia minora
Kleiner Finger, m. Little finger
Kleines Netz, n. Lesser omentum
Kleinhirn, n. Cerebellum
Kleinhirnsyndrom, n. Cerebellar syndrome
Klemme, f. Clamp; Clip; Forceps
Klimakterische Störung, f. Menopausal / Climacteric disorder
Klinefelter-Syndrom, n. Klinefelter's syndrome
Klinische Beurteilung, f. Clinical assessment / judgement
Klumpfuß, m. Clubfoot
Knie, n. Knee
Kniegelenk, n. Knee joint
Kniekehle, f. Popliteal space
Kniescheibe, f. Kneecap; Patella
Knochen, m. Bone
Knochenbau, m. Bone structure
Knochenhaut, f. Periosteum
Knochenmark, n. Bone marrow
Knochenmarkpunktion, f. Bone marrow puncture
Knorpel, m. Cartilage
Knorpelhaut, f. Perichondrium
Knorpelriss, m. Cartilage tear
Knoten, m. Node
- K. der Brust, m. Breast lump
Koagulopathie, f. Coagulopathy
Kodein, n. Codeine
Kognitive Verhaltenstherapie, f. Cognitive behavioural therapy

Kokain, n. Cocaine
Kollaps, m. Collapse
Kolik, f. Colic
Kolon, n. Colon
Kolonienbildende Einheit, f. Colony Forming Unit
Koloskopie, f. Colo(no)scopy
Kolpitis, f. Colpitis; Vaginitis
Koma, n. Coma
Komplikation, f. Complication
- K. des Wochenbettes, f. Puerperal complication
Komplizierte Geburt, f. Complicated delivery
Kondom, n. Condom
Konjunktivitis, f. Conjunctivitis
Konsil(ium), n. Consultation; Council
Kontaktdermatitis, f. Contact dermatitis
Kontaktlinse, f. Contact lense
Kontraindikation, f. Contraindication
Kontraktur, f. Contracture
Kontrasteinlauf, m. Contrast enema
Kopf, m. Head
Kopfhaar, n. (Scalp) Hair
Kopfhaut, f. Scalp
Kopfkissen, n. Pillow
Kopflage, f. Cephalic presentation
Kopfschmerz, m. Headache
Kopfumfang, m. Circumference of the head
Kopfverformung, f. Dyscephaly
Koplik'sche Flecken, mpl. Koplik's spots
Koronararterie, f. Coronary artery
Koronare Herzkrankheit, f. Coronary artery disease
Körper, m. Body; Corpus
Körperbehaarung, f. Body hair
Körperflüssigkeiten, fpl. Body fluids
Körperhöhle, f. Body cavity
Körperliche Untersuchung, f. Physical exam(ination)
Kortison, n. Cortisone
Koxarthrose, f. Coxarthrosis
krabbeln to crawl
Krampf, m. Convulsion; Cramp; Spasm
Krampfanfall, m. Seizure
krampfartig cramping
krank ill; sick
Krankenbericht, m. Medical report
Krankenblatt, n. Medical record
Krankengeld, n. Sick pay
Krankengeschichte, f. Anamnesis; Medical history / records; Patient history; Past medical history (AE)
Krankengymnastik, f. Physiotherapy
Krankenhaus, n. Hospital
- in ein K. aufnehmen to admit someone to hospital
Krankenhausaufenthalt, m. Hospital stay

Krankenhauseinweisung, f. Hospitalisation (BE); Hospitalization (AE)
Krankenhauskosten, fpl. Hospital costs
Krankenkasse, f. Health (insurance) fund; Health insurance company
Krankenpflege, f. Nursing (care)
Krankenpflegepersonal, n. Nursing staff
Krankenschein, m. Health insurance card
Krankenschwester, f. Nurse
Krankenversicherung, f. Health insurance
Krankenwagen, m. Ambulance
Krankheit, f. Disease; Illness
Krankheitsbild, n. Clinical picture
Krankheitserreger, m. Disease agent; Pathogen
Krankheitsherd, m. Focus / Seat of disease
Krankheitsüberträger, m. Disease carrier
Krankheitsverhütung, f. Disease prevention; Prophylaxis
Krankheitsverlauf, m. Course of disease
Krankmeldung, f. Sick certificate / note
Krätze, f. Itch
kratzen to scratch
Kreatinin, n. Creatinine
Kreatinin-Clearance, f. Creatinine clearance
Kreatininkinase, f. Creatine kinase

Kreatininphosphorkinase, f. Creatine phosphokinase
Krebs, m. Cancer
Kreislauf, m. Circulation
Kreislaufkollaps, m. Circulatory collapse
Kreislaufversagen, f. Circulatory failure
Kreißsaal, m. Labo(u)r room
Kreuzprobe, f. Crossmatching
Kribbeln, n. Prickling
Krise, f. Crisis
Krone, f. Crown
Krücke, f. Crutch
Kruste, f. Crust; Scab
Kryptokokkose, f. Cryptococcosis
Kugelschreiber, m. Ball-pen
Kultur, f. Culture
- **Bakterienkultur, f.** Bacteria culture
- **Blutkultur, f.** Blood culture; H(a)emoculture
Künstliche Befruchtung, f. Artificial insemination
Künstliche Herzklappe, f. Artificial heart valve
Künstliche Körperöffnung, f. Artificial body orifice
Künstliches Gebiss, n. False teeth
Kyphose, f. Kyphosis

L

Laborant, m. Lab(oratory) technician
Laborergebnis, n. Laboratory findings
Laborparameter, m. Laboratory parameter
Labortest, m. Laboratory test
Laboruntersuchung, f. Laboratory test
Lage des Fetus, f. F(o)etal lie
Lageempfinden, n. Sense of position
Lagerungsschwindel, m. Positional vertigo
Lähmung, f. Paralysis; Palsy
Laktation, f. Lactation
Laktoseintoleranz, f. Lactose intolerance
Lampe, f. Lamp
Längslage, f. Longitudinal lie
Lanugobehaarung, f. Lanugo (hair)
Laparoskopie, f. Laparoscopy
Lärmschädigungen (des Innenohres), f. Acoustic trauma
Laryngitis, f. Laryngitis
Laryngospasmus, m. Laryngospasm
Larynxödem, n. Laryngeal (o)edema
Läsion der Rotatorenmanschette, f. Rotator cuff lesion
Lateralsklerose, f. Lateral sclerosis
Laus, f. Louse (pl: Lice)
Lebensmittelvergiftung, f. Food poisoning
Leber, f. Liver
Leberabszess, m. Hepatic / Liver abscess
Leberenzym, n. Liver enzyme

Leberfibrose, f. Liver fibrosis
Leberfleck, m. Mole
Leberfunktionsprüfung, f. Liver function test
Leberinfarkt, m. Hepatic / Liver infarct
Leberlappen, m. Hepatic lope
Lebertransplantation, f. (Organic) Liver transplantation
Leberversagen, n. Hepatic / Liver failure
Leberwerte, mpl. Liver values
Leberzellkarzinom, n. Hepatocellular carcinoma
Leberzirrhose, f. (Liver) Cirrhosis; Hepatocirrhosis
- **Alkoholische L., f.** Alcoholic liver cirrhosis
Legionellose, f. Legionellosis
Lehrbuch, n. Textbook
Leiche, f. Corpse
leiden an to suffer from
Leishmaniose, f. Leishmaniasis
Leiste, f. Groin
Leistenband, n. Inguinal ligament
Leistenbeuge, f. Groin
Leistengegend, f. Inguinal region
Leistenhernie, f. Inguinal hernia
Leistungsabfall, m. Loss of power
Leitsymptom, n. Chief complaint
Leopoldscher Handgriff, m. Leopold's maneuvres (BE) / manoeuvers (AE)

Lepra, f. Leprosy; Hansen's disease
Leprakranker, m. Leper
Leptospirose, f. Leptospirosis
Lesesaal, m. Reading room
Letzte Periode, f. Last menstrual period
Leukämie, f. Leukemia
- **Lymphatische L., f.** Lymphatic leukemia
- **Myeloische L., f.** Myelogenous leukemia
Leukodystrophie, f. Leukodystrophy
Leukopenie, f. Leukopenia
Leukozyt, m. Leukocyte
Leukozytenzahl, f. White Blood / Cell Count
Leukozytose, f. Leukocytosis
Level, n. Level
Lichen ruber planus, m. Lichen (ruber) planus
Lichtschalter, m. Light switch
Lineal, n. Ruler
Linksherzinsuffizienz, f. Left-sided heart failure
Linksschenkelblock, m. Left bundle branch block
Linksventrikuläre Hypertrophie, f. Left ventricular hypertrophy
Linse, f. Lens
Lippe, f. Lip
Lippenspalte, f. Cleft / Hare lip
Liquor, m. Fluid; Liquor
Listeriose, f. Listeriosis
Lobärpneumonie, f. Lobar pneumonia
Lochien, fpl. Lochia
Logopädische Behandlung, f. Logop(a)edic therapy
Lokales Anästhetikum, n. Local an(a)esthetic
Lordose, f. Lordosis
Lösung, f. Solution
Lotion, f. Lotion

Luftembolie, f. Air embolism
Luftröhre, f. Trachea; Windpipe
Luftwege, mpl. Air passages
Lumbago, f. Lumbago
Lumbalpunktion, f. Lumbar puncture
Lunge, f. Lung
Lungenbläschen, n. Air vesicles
Lungenembolie, f. Pulmonary embolism
Lungenentzündung, f. Pneumonia
Lungenflügel, m. Lobe of the lung
Lungenfunktionsprüfung, f. Pulmonary function test
Lungenkapillaren, fpl. Pulmonary capillaries
Lungenlappen, m. Lobe of the lung
Lungenmilzbrand, m. Inhalation anthrax
Lungenödem, n. Pulmonary (o)edema
Lungenspalte, f. Fissures of the lung
Lungenspitze, f. Apex of the lung
Lungenstauung, f. Pulmonary congestion
Lupus erythematodes, m. Lupus erythematosus
Luxation, f. Dislocation; Luxation
- **Habituelle L., f.** Habitual luxation
Lyme-Krankheit, f. Lyme disease
Lymphadenitis, f. Lymphadenitis
Lymphangiom, n. Lymphangioma
Lymphatische Leukämie, f. Lymphatic leukemia
Lymphe, f. Lymph
Lymphgefäß, n. Lymph(-atic) vessel
Lymphknoten, m. Lymph node
Lymphknotenschwellung, f. Swelling of a lymph node
Lymphödem, n. Lymph(o)edema
Lymphom, n. Lymphoma
Lymphozyt, m. Lymphocyte
Lyse, f. Lysis

M

Mädchen, n. Girl
Made, f. Maggot
Madenwurm, m. Pinworm; Seatworm
Magen, m. Stomach
Magen-Darm-Passage, f. Upper gastrointestinal X-ray series
Magendilatation, f. Gastric dilatation
Magendivertikel, m. Gastric diverticulum
Magengeschwür, n. Peptic ulcer disease
Magenkarzinom, n. Stomach cancer; Gastric carcinoma
Magenkurvatur, f. Curvature of the stomach
Magensaft, m. Gastric juice
Magensäure, f. Gastric acid
Magensonde, f. Stomach tube
Magenspülung, f. Gastric lavage

Magenverstimmung, f. Indigestion
Magnetresonanztomographie, n. Magnetic resonance imaging
Makroglossie, f. Macroglossia
Makula, f. Macula
Malabsorption, f. Malabsorption
Malaria, f. Malaria
Mallory-Weiss-Syndrom, n. Mallory-Weiss Syndrome
Mammakarzinom, n. Breast carcinoma
Mangel, m. Deficiency
Mangelernährung, f. Malnutrition
Manie, f. Mania
Mann, m. Man
Männliche Geschlechtsorgane, npl. Male genitals

Marfan-Syndrom, n. Marfan's syndrome
Marker, m. Marker
Masern, f. Measles
Maske, f. (Face) Mask
Masse, f. Mass
Mastoid, n. Mastoid
Mastoiditis, f. Mastoiditis
Matratze, f. Mattress
Meckel-Divertikel, n. Meckel's diverticulum
Medikament, n. Medicament; Medicine; Drug
Medizin, f. Medicine
Megakolon, n. Megacolon
Mehrlingsgeburt, f. Multiple birth
Mehrlingsschwangerschaft, f. Multiple pregnancy
Mekonium, n. Meconium
Mekoniumaspiration, f. Meconium aspiration
Mekoniumileus, m. Meconium ileus
Melaena, f. Melena
Melanom (der Haut), n. Melanoma
Membran, f. Membrane
Ménière-Krankheit, f. Ménière's disease
Meningismus, m. Meningism
Meningitis, f. Meningitis
Meningokokkeninfektion, f. Meningococcal infection
Meniskusriss, m. Meniscus tear
Meniskusschädigung, f. Meniscus damage
Menopause, f. Menopause
Mensch, m. Human; Man; Person
Menstruation, f. Menstruation
Merseburger Trias, f. Merseburg triad
Mesenterium, n. Mesentery
Mesotheliom, n. Mesothelioma
Messerstich, m. Knife / Stab wound
Methicillinresistenter Staphylococcus aureus, m. Methicillin resistant staphylococcus aureus
Migräne, f. Migraine
Mikrozephalie, f. Microcephaly
Miktion, f. Micturition; Urination
Milch, f. Milk
Milchzahn, m. Milk tooth
Milz, f. Spleen
Milzabszess, m. Splenic abscess
Milzbrand, m. Anthrax; Splenic fever
Mini Mental Status, m. Mini mental state examination
Minimale inhibierende Konzentration, f. Minimal inhibiting concentration
Missbildung, f. Malformation
Missed abortion, f. Missed abortion
Mitralklappe, f. Mitral valve
Mitralklappeninsuffizienz, f. Mitral (valve) insufficiency; Mitral regurgitation
Mitralklappenprolaps, m. Mitral (valve) prolapse

Mitralklappenstenose, f. Mitral (valve) stenosis
Mittel, n. Agent; Drug; Medicament
- M. der Wahl, n. Medium of choice
Mittelohr, n. Middle ear
Mittelohrentzündung, f. Inflammation of the middle ear; Otitis media
Mittelschmerz, m. Intermenstrual pain; Mittelschmerz
Mittelstrahlurln, m. Midstream urine
Monozyt, m. Monocyte
Morbidität, f. Morbidity (rate)
Morbiditäts- und Mortalitätskonferenz, f. Morbidity and Mortality (Round)
Morbus Basedow, m. Graves' disease
Morbus Cushing, m. Cushing's disease
Mortalität, f. Death rate; Mortality
Motorische Endplatte, f. (Motor) End-plate
Mouches volantes, fpl. Floaters
Müdigkeit, f. Fatigue; Tiredness
Multiorganversagen, n. Multiple organ failure
Multiple Persönlichkeit, f. Dissociative identity disorder; Multiple personality disorder
Multiple Sklerose, f. Multiple sclerosis
Mumps, m. Mumps; Epidemic parotitis
Mund, m. Mouth
Mund-zu-Mund-Beatmung, f. Mouth-to-mouth resuscitation
Mundbodenkarzinom, n. Cancer of the floor of the mouth
Mundgeruch, m. Bad breath
Mundhöhle, f. Oral cavity
Mundschleimhaut, f. Oral mucosa
Mundsoor, m. Oral Candidiasis; Thrush
Mundsperre, f. Lockjaw
Mundspiegel, m. Stomatoscope
Muskel, m. Muscle
Muskelansatz, m. Muscle insertion
Muskelatrophie, f. Muscular atrophy
Muskelerkrankung, f. Muscle disease
Muskelkater, m. Muscle ache; Sore muscles
Muskelriss, m. Muscle rupture / tear
Muskelschwund, m. Muscle wasting / atrophy
Muskelzerrung, f. Muscle strain
Muster, n. Sample; Specimen
Muttermal, n. Birthmark
Myalgie, f. Myalgia
Myasthenia gravis, f. Myasthenia gravis
Myelitis, f. Myelitis
Myeloische Leukämie, f. Myelogenous leukemia
Mykobakterien, npl. Mycobacteria
Mykose, f. Mycosis
Myokard, n. Myocardium

Myokardinfarkt, m. Myocardial infarction
Myokarditis, f. Myocarditis
Myoklonus, m. Myoclonus

Myopie, f. Myopia
Myositis, f. Myositis
Myxödem, n. Myx(o)edema

N

Nabel, m. Bellybutton; Navel
Nabelhernie, f. Umbilical hernia
Nabelschnur, f. Umbilical cord
Nachgeburtsperiode, f. Placental stage ;
  Third stage of labo(u)r
Nachtblindheit, f. Night blindness
Nachtdienst, m. Night duty / service
- **N. haben** to be on duty
Nachthemd, n. Night gown
Nachtkästchen, n. Bedside table
Nachuntersuchung, f. Follow-up
  examination
Nacken, m. Nape; (Back of the) Neck
Nadel, f. Needle
Nadelhalter, m. Needle holder
Naevus, m. N(a)evus
Nagelbett, n. Nailbed
Naht, f. Suture
Narbe, f. Cicatrice; Scar
Narbenbruch, m. Incisional hernia
Narkolepsie, f. Narcolepsy
Nase, f. Nose
Nasenbeinfraktur, f. Fracture of the bridge of
  nose
Nasenbluten, n. Nosebleed
Nasenflügel, m. Nasal ala
Nasenhöhle, f. Nasal cavity
Nasenknorpel, m. Nasal cartilage
Nasenloch, n. Nostril
Nasennebenhöhlen, fpl. Paranasal sinuses
Nasenpolyp, m. Nasal polyp
Nasenrücken, m. Bridge of nose
Nasenscheidewand, f. Nasal septum
Nasenschleimhaut, f. Nasal mucosa
Nasenseptumdeviation, f. Deviation of the
  nasal septum
Nasenspitze, f. Tip of the nose
Nasenwurzel, f. Root of nose
Natrium, n. Sodium
Nebenniere, f. Adrenal gland
Nebenniereninsuffizienz, f. Adrenal /
  Adrenocortical insufficiency
Nebenwirkung, f. Side effect
Nekrose, f. Necrosis
Nekrotisierende Fasziitis, f. Necrotising
  (BE) / Necrotizing (AE) fasciitis
Neonatologie, f. Neonatology
Neoplasie, f. Neoplasia
Nephrologie, f. Nephrology
Nephrotisches Syndrom, n. Nephrotic
  syndrome

Nerv, m. Nerve
Nervenbahn, f. Nerve pathway
Nervensystem, n. Nervous system
Nervosität, f. Nervousness
Nesselfieber, n. Hives; Nettle rash; Urticaria
Netz, n. Omentum
- **Großes N., n.** Greater Omentum
- **Kleines N., n.** Lesser Omentum
Netzhaut, f. Retina
Netzhautablösung, f. Retinal detachment
Netzhautblutung, f. Retinal h(a)emorrhage
Neugeborenes, n. Newborn; Neonate
Neuralgie, f. Neuralgia
Neuralgische Amyotrophie, f. Neuralgic
  amyotrophy
Neuritis, f. Neuritis
- **N. optica, f.** Optic neuritis
Neurodermitis, f. Neurodermatitis
Neurologie, f. Neurology
Neuropathia vestibularis, f. Vestibular
  neuropathy
Neurose, f. Neurosis (Pl.: Neuroses)
Nichtsteroidale Antiphlogistika, npl.
  Nonsteroidal anti-inflammatory drugs
Niere, f. Kidney
Nierenabszess, m. Renal abscess
Nierenbecken, n. Renal pelvis
Nierenfunktionsprüfung, f. Kidney function
  test
Niereninsuffizienz, f. Chronic renal failure
Nierenkapsel, f. Renal capsule
Nierenkolik, f. Renal colic
Nierenstein, m. Kidney stone
Nierentransplantation, f. Renal
  transplantation
Nierenversagen, n. Renal failure
Nierenwerte, mpl. Renal function parameters
Nierenzyste, f. Renal cyst
Niesen, n. Sneezing
Niveau, n. Level; Standard
Non-Hodgkin-Lymphom, n. Non-Hodgkin's
  lymphoma
Normaldruckhydrocephalus, m. Normal
  pressure hydrocephalus
Normwert, m. Normal value
Notaufnahme, f. Emergency room (AE);
  Accident and emergency (BE)
Notfallwagen, m. Emergency trolley (BE) /
  cart (AE)
Notizbuch, n. Notebook
nüchtern fasting; nothing per os

Nüchternblutzucker Fasting blood sugar
Nüchternwert, m. Fasting value

Nykturie, f. Nocturia
Nystagmus, m. Nystagmus

O

Oberarm, m. Upper arm
Oberarmknochen, m. Humerus; Upper arm bone
Oberarzt, m. Consultant (BE); Attending (AE)
Oberfläche, f. Surface
oberflächlich superficial
Oberkiefer, m. Upper jaw
Oberlippenbart, m. M(o)ustache
Oberschenkel, m. Thigh
Oberschenkelamputation, f. Above-knee amputation
Obstruktive Lungenerkrankung, f. Obstructive pulmonary diseases
Ödem, n. Edema
- Angioneurotisches Ö., n. Angioneurotic edema
Öffnung, f. Orifice
Ohnmacht, f. Blackout; Faint
Ohr, n. Ear
Ohrensausen, n. Ringing in the ear
Ohrenschmalz, m. Earwax
Ohrläppchen, n. Earlobe
Ohrloch, n. Earhole
Ohrmuschel, f. Auricle
Ohrschnecke, f. Cochlea
Ohrspiegel, m. Otoscope
Oligohydramnion, n. Oligohydramnios
Oligophrenie, f. Oligophrenia
Oophoritis, f. Oophoritis
Operation, f. Operation; Surgery
Operationsfeld, n. Surgical area
Operationshaube, f. (Surgical) Cap
Operationsinstrumente, npl. Surgical instruments
Operationskittel, m. Surgical gown
Operationskleidung, f. Surgical clothes
Operationsplan, m. Surgery plan
Operationssaal, m. Operating room; Operation theatre

Operationsschwester, f. Theatre sister (BE); Operating room nurse (AE); Surgery nurse
Operationstisch, m. Operating table
Operationstuch, n. Surgical cloth
Opfer, n. Victim
Ophthalmologie, f. Ophthalmology
Optikusatrophie, f. Optic (nerve) atrophy
Orchitis, f. Orchitis
orientiert orientated
Organ, n. Organ
Organische Psychose, f. Organic psychosis
Organisches Hirnsyndrom, n. Organic brain syndrome
orthopädisch orthop(a)edic
Ösophagitis, f. (O)Esophagitis
Ösophagogastroduodenoskopie, f. Esophagogastroduodenoscopy
Ösophagusachalasie, f. (O)Esophageal achalasia
Ösophagusatresie, f. (O)Esophageal atresia
Ösophagushernie, f. (O)Esophageal hernia
Ösophaguskarzinom, n. (O)Esophageal carcinoma
Ösophagusvarizen, fpl. (O)Esophageal varices
Osteochondrose der Wirbelsäule, f. Spinal osteochondrosis
Osteogenesis imperfecta, f. Osteogenesis imperfecta
Osteomalazie, f. Osteomalacia
Osteomyelitis, f. Osteomyelitis
Osteoporose, f. Osteoporosis
Otitis, f. Otitis
- O. externa, f. Otitis externa; External otitis
Otosklerose, f. Otosclerosis
Ovarialkarzinom, n. Ovarian carcinoma
Ovarialzyste, f. Ovarian cyst

P

Palliativbehandlung, f. Palliative treatment
Palpitationen, fpl. Palpitations
Panaritium, n. Panaris
Panarteriitis nodosa, f. Polyarteriitis nodosa
Panenzephalitis, f. Panencephalitis
Pankreaskarzinom, n. Pancreatic carcinoma
Pankreassaft, m. Pancreatic juice
Pankreasschwanz, m. Pancreatic tail
Pankreatitis, f. Pancreatitis

Papel, f. Papule
Papierkorb, m. Waste-paper basket
Paralytischer Ileus, m. Paralytic ileus
Parameter, m. Parameter
Paraplegie, f. Paraplegia
Parathyphus, m. Paratyphoid fever
Parenterale Ernährung, f. Parenteral nutrition
Parkinson-Krankheit, f. Parkinson's disease

Paroxysmale Tachykardie, f. Paroxysmal tachycardia
Pastille, f. Pastille; Troche
Patient, m. Patient
Patientenakte, f. Patient report
Patientenkontrollierte Analgesie, f. Patient controlled analgesy
Patientenzimmer, n. Patient's room
pCO2, n. pCO2 (Partial carbon dioxide pressure)
Peitschenwurm, m. Whipworm
Pemphigoid, n. Pemphigoid
Pemphigus (vulgaris), n. Pemphigus (vulgaris)
Penicillin, n. Penicillin
Penis, m. Penis
per os to administer orally, per os
perforiert perforated
Perikarditis, f. Pericarditis
Perikardreiben, n. Pericardial friction rub
Perinephritischer Abszess, m. Perinephric abscess
peripher periphere
Periphere Gefäßerkrankung, f. Peripheral vessel disease
Peripherer Schwindel, m. Peripheral vertigo
Peripheres Nervensystem, n. Peripheral nervous system
Peristaltik, f. Bowel movement
Peritonealdialyse, f. Peritoneal dialysis
Peritonitis, f. Peritonitis
Personal, n. Staff
Persönlichkeitsstörung, f. Personality disorder
Perspiratio insensibilis, f. Insensible perspiration
Perzentile, f. Percentile
Pest, f. Pestis; Plague
Petechien, fpl. Petechiae
Petit-mal-Anfall, m. Petit-mal seizure
Pfeifen, n. Wheeze
Pflaster, n. Plaster
Pflegepersonal, n. Nursing staff
Pfortaderthrombose, f. Pylethrombosis; Portal vein thrombosis
pH(-Wert), m. (Blood) pH
Phaeochromozytom, n. Ph(a)eochromocytoma
Phakomatose, f. Phacomatosis
Phänomen, n. Phenomenon
Phantomschmerz, m. Phantom limb pain
Pharyngitis, f. Pharyngitis
Phimose, f. Phimosis
Phlebitis, f. Phlebitis
Phlegmone, f. Phlegmon
Phobie, f. Phobia

Photoallergische Reaktion, f. Photoallergic reaction
Physiotherapie, f. Physiotherapy
Pickel, m. Pimple
Piepser, m. Beeper
Pille, f. Pill
Pilonidalzyste, f. Pilonidal cyst
Pilz, m. Fungus
Pilzerkrankung, f. Fungal disease
Pinzette, f. Forceps; Pincers (Plural); Tweezers
Pipette, f. Pipet(te)
Plasmozytom, n. Plasmacytoma
Plastische Chirurgie, f. Plastic surgery
Plazenta, f. Placenta
- P. praevia, f. Placenta pr(a)evia
Pleuraerguss, m. Pleural effusion
Pleuritis, f. Pleurisy
Plexus, m. Plexus
plötzlich acute; suddenly
Plötzlicher Herztod, m. Acute cardiac death
Plötzlicher Kindstod, m. Sudden infant death syndrome
Pneumocystis carinii, m. Pneumocystis carinii
Pneumonie, f. Pneumonia
- Gekammerte P., f. Cavitated pneumonia
- Interstitielle P., f. Interstitial pneumonia
Pneumothorax, m. Pneumothorax
- Spontaner P., m. Spontaneous Pneumothorax
pO2, n. pO2 (Partial oxygen pressure)
Pocken, fpl. Smallpox; Variola
Poliomyelitis, f. Poliomyelitis
Pollaki(s)urie, f. Pollaki(s)uria
Polyarthropathie, f. Polyarthropathy
Polyarthrose, f. Polyarthrosis
Polycythaemia vera, f. Polycyth(a)emia vera
Polydaktylie, f. Polydactyly
Polydipsie, f. Polydipsia
Polyhydramnion, n. Polyhydramnios
Polymyalgia rheumatica, f. Polymyalgia rheumatica
Polyneuritis, f. Polyneuritis
Polyneuropathie, f. Polyneuropathy
- Alkohol-Polyneuropathie, f. Alcoholic polyneuropathy
- Diabetische P., f. Diabetic polyneuropathy
Polyp, m. Polyp
Polypenentfernung, f. Polypectomy; Polyp removal
Polyphagie, f. Polyphagia; Excessive eating
Polytoxikomanie, f. Multiple drug dependance
Polytrauma, n. Multiple trauma
polytraumatisiert Severely injured

Polyzystische Ovarien, npl. Polycistic ovaries
Portale Hypertonie, f. Portal hypertension
Postmenopausenblutung, f. Postmenopausal bleeding
postoperativ postoperative
Postpartale Blutung, f. Post partum bleeding
Postthrombotisches Syndrom, n. Post-thrombotic syndrome
Potter-Syndrom, n. Potter's syndrome
Präeklampsie, f. Preeclampsia
Präexzitations-Syndrom, n. Preexcitation syndrome
Prämenstruelle Beschwerden, fpl. Premenstrual disorders
Pränatales Screening, n. Prenatal screening
Präservativ, n. Condom
Prävention, f. Prevention
Praxis, f. Doctor's surgery (BE); Doctor's practice
Prellung, f. Contusion
Presbyakusis, f. Presby(a)cusis
Presbyopie, f. Presbyopia
Priapismus, m. Priapism
Primäre Amenorrhoe, f. Amenorrhea
Probe, f. Sample
Prognose, f. Prognosis
Prophylaxe, f. Prophylaxis
Prostata, f. Prostate
Prostatahyperplasie, f. Prostatic hyperplasia
Prostatakarzinom, n. Prostate carcinoma
Protein, n. Protein
Proteinurie, f. Proteinuria
Proteus mirabilis, m. Proteus mirabilis
Prothese, f. Prothesis
Prothrombinzeit, f. Prothrombin time
Protozoenerkrankung, f. Protozoal diseases
Prozentsatz, m. Percentage
Pseudomonas aeruginosa, m. Pseudomonas aeruginosa
Pseudozyste, f. Pseudocyst
Psoriasis vulgaris, f. Psoriasis vulgaris

Psychiatrie, f. Psychiatry
Psychogene Amnesie, f. Psychogenic amnesia
Psychose, f. Psychosis
- Affektive P., f. Affective psychosis
Psychotherapie, f. Psychotherapy
Pterygium, n. Pterygium
Ptosis, f. Ptosis
Pubertät, f. Puberty
Puder, n. Powder
Puerperalfieber, n. Childbed / Puerperal fever
pulmonal pulmonary
Pulmonale Hypertonie, f. Pulmonary hypertension
Pulmonalklappenatresie, f. Pulmonary atresia
Pulmonalklappeninsuffizienz, f. Pulmonary (valve) insufficiency; Pulmonary regurgitation
Pulmonalklappenstenose, f. Pulmonary (valve) stenosis
Pulmonologie, f. Pulmonology
Puls, m. Pulse
Pulsoxymetrie, f. (Pulse) Oxymetry
Pulver, n. Powder
Punctum Maximum (bei der Herzaus-kultation), m. Point of maximal impulse
Punktion, f. Puncture
Punktionsurin, m. Puncture urine
Pupille, f. Pupil
Purpura, f. Purpura
- Thrombozytopenische P., f. Thrombozytopenic purpura
Pustel, f. Pustule
Pyelonephritis, f. Pyelonephritis
Pylorus, m. Pylorus
Pylorusstenose, f. Pyloric stenosis
Pyodermie, f. Pyoderma
Pyonephrose, f. Pyonephrosis
Pyurie, f. Pyuria

Q

Quaddel, f. Urtica; Wheal
Quergestreifte Muskulatur, f. Striated muscles

Querlage, f. Transverse lie
Quick-Wert, m. Quick's value

R

Rachen, m. Pharynx
Rachitis, f. Rachitis; Rickets
Rattenbiss, m. Rat bite
Raum, m. Room; Space
Räumlichkeiten, fpl. Premises

Rauschen, n. Rush; Swoosh
Raynaud-Syndrom, n. Raynaud's syndrome
Reaktion, f. Reaction
Reanimation, f. Resuscitation

Rechtsherzinsuffizienz, f. Right-sided heart failure
Rechtsschenkelblock, m. Right bundle branch block
Reflex, m. Reflex
- Pathologischer R., m. Pathological reflex
Reflexhammer, m. Reflex hammer
Refluxkrankheit, f. Gastro(o)esophageal reflux disease
regelmäßig regular
Regenbogenhaut, f. Iris
Region, f. Region
Rehabilitationsmaßnahme, f. Rehabilitation methods
Reiben, n. Rub
Reifgeborenes, n. Mature neonate
Reiter-Krankheit, f. Reiter's disease
Reizdarmsyndrom, n. Irritable bowel disease
Reizleitungsstörung, f. Conduction disturbance
Rektalabszess, m. Rectal abscess
Rektale Untersuchung, f. Rectal examination
Rektoskopie, f. Rectoscopy
Rektum, n. Rectum
Rektumkarzinom, n. Rectal carcinoma
Rektumprolaps, m. Rectal prolapse
Renale Osteodystrophie, f. Renal osteodystrophy
Resektion, f. Resection
Resistenz, f. Resistance
Respiratorische Infektion, f. Respiratory infection
Respiratorische Insuffizienz, f. Respiratory failure / insufficiency
Retikulozyt, m. Reticulocyte
Retinopathie, f. Retinopathy
- Diabetische R., f. Diabetic retinopathy
Retrograde Amnesie, f. Retrograde amnesia
Rezidiv, n. Recurrence; Relapse
rezidivierend recurrent; relapsing
RH-Isoimmunisierung, f. Rh(esus) isoimmunisation (BE) / isoimmunization (AE)
RH-Unverträglichkeitsreaktion, f. Rh(esus) incompatibility reaction
Rheumabad, n. Rheumatism bath
Rheumafaktor, m. Rheumatoid factor
Rheumaknoten, m. Rheumatic / Aschoff nodule

Rheumatische Erkrankung, f. Rheumatic disease
Rheumatisches Fieber, n. Rheumatic fever
Rheumatismus, m. Rheumatism
Rheumatologie, f. Rheumatology
Rhinitis, f. Rhinitis
Rhinophym, n. Rhinophyma
Rhizarthrose, f. Rhizarthrosis
Riesenwuchs, m. Gi(g)antism
Riesenzellarteriitis, f. Giant-cell arteritis
Rigidität, f. Rigidity
Rinderbandwurm, m. Beef tapeworm
Ringerlösung, f. Ringer´s Lactate
Rippe, f. Rib
Rippenbogen, m. Costal arch
Rippenserienfraktur, f. (Serial) Rib fracture
Risiko, n. Risk
Risikofaktor, m. Risk factor
Risikoschwangerschaft, f. High-risk pregnancy
Riss, m. Tear
Rohr, n. Conduit; Duct; Tube
Röhre, f. Channel; Pipe; Tube
Rollstuhl, m. Wheelchair
Röntgen, n. X-ray
Röntgenbild, n. X-ray image
Röntgenuntersuchung, f. X-ray examination
Rotatorenmanschette, f. Rotator cuff
Rotatorenmanschettenruptur, f. Rotator cuff rupture
Röteln, f. German measles; Rubella
Rötelnembryopathie, f. Rubella embryopathy
Rotes Blutkörperchen, n. Red blood cell; Erythrocyte
Rötung, f. Redness
Rückbildung des Uterus, f. Uterine involution
Rücken, m. Back
Rückenmark, n. Spinal cord
Rückenmarksflüssigkeit, f. Cerebrospinal fluid; Liquor
Rückenschmerzen, mpl. Back Pain
Rückfall, m. Recurrence; Relapse
Rückgrat, n. Spinal column; Spine
Ruhe, f. Repose; Rest
Ruhelosigkeit, f. Agitation
Ruhr, f. Dysentery
Rumpf, m. Trunk

S

Sack, m. Bag; Pouch; Sack
Sadomasochismus, m. Sadomasochism
Sakroiliakalgelenk, n. Sacroiliac joint
Salbe, f. Ointment

Salmonellose, f. Salmonellosis
Salpingitis, f. Salpingitis
Salz, n. Salt
Samenblase, f. Seminal vesicle

Samenleiter, m. Seminal / Spermatic duct
Sammelurin, m. 24-hour urine
Sarkoidose, f. Sarcoidosis
Sauerstoff, m. Oxygen
Sauerstoffgerät, n. Oxygen (breathing) apparatus
Sauerstoffmaske, f. Oxygen mask
Säure, f. Acid
Säure-Basen-Status, m. Acid-base status
Säurefeste Stäbchen, npl. Acid fast bacilli
Scabies, f. Scabies
Schädel, m. Skull
Schädelbasis, f. Cranial base
Schädelbasisfraktur, f. Basal / Basilar skull fracture
Schädeldachfraktur, f. Fracture of the cranial vault
Schädeldecke, f. Cranium; Skullcap
Schädeldruck, m. Intracranial Pressure
Schädelhöhle, f. Cranial cavity
Schaden, m. Damage
Schallschatten, m. Acoustic shadow
Schambein, n. Pubic bone
Schamlippen, fpl. Labia (pudendi)
- Große S., fpl. Labia majora
- Kleine S., fpl. Labia minora
Scharlach, m. Scarlatina; Scarlet fever
Scheide, f. Vagina
Scheitel, m. Vertex; Top of the head
Scheitellage, f. Vertex presentation
Schenkelhalsfraktur, f. Femoral neck fracture
Schere, f. Scissors
Schielen, n. Crossed eyes; Squint; Strabismus
Schienbein, n. Shinbone; Tibia
Schilddrüse, f. Thyroid (gland)
Schilddrüsenfunktionsprüfung, f. Thyroid function test
Schilddrüsenhormon, n. Thyroid hormone
Schilddrüsenkarzinom, n. Thyroid carcinoma
Schilddrüsenlappen, m. Thyroid lobe
Schildknorpel, m. Thyroid cartilage
Schizophrenie, f. Schizophrenia
Schlaf, m. Sleep
Schlafapnoe, f. Sleep apnea
Schläfe, f. Temple
Schläfenbein, n. Temporal bone
Schläfengegend, f. Temporal region
Schlafkrankheit, f. Sleeping sickness
Schlaflosigkeit, f. Insomnia
Schlafstörung, f. Sleep disorder
Schlafwandeln, n. Sleepwalking
Schlaganfall, m. Stroke
Schleifendiuretikum, n. Loop diuretic
Schleim, m. Muc(o)us

Schleimbeutel, m. Bursa
Schleimhaut, f. Mucosa; Muc(o)us membrane
Schleudertrauma, n. Whiplash injury
Schleuse, f. Scrub Room; Air lock
Schlottergelenk, n. Flail joint
Schluckauf, m. Singultus; Hiccup
Schlüsselbein, n. Collarbone; Clavicle
Schmerz, m. Pain
Schmerzempfinden, n. Pain sensation
Schmerzschwelle, f. Pain threshold
Schmorl-Knötchen, n. Schmorl's nod(ul)e
Schneidezahn, m. Incisor
Schnellender Finger, m. Trigger finger
Schnitt, m. Cut; Incision
Schnupfen, m. Acute rhinitis; Cold
Schock, m. Shock
- Anaphylaktischer S., m. Anaphylactic shock
- Hypovolämischer S., m. Hypovol(a)emic shock
- Kardiogener S., m. Cardiogenic shock
- Traumatischer S., m. Traumatic shock
Schrank, m. Closet
Schranke, f. Barrier; Limit
Schreibstift, m. Pen
Schrumpfniere, f. Contracted kidney
Schulter, f. Shoulder
Schulterblatt, n. Shoulder blade
Schultergelenk, n. Shoulder joint
Schuppe, f. Scale; Squama
Schuss, m. Gunshot
Schusswunde, f. Gunshot wound
Schüttelfrost, m. Ague; Chills; Shivering
Schwäche, f. Weakness
Schwangere, f. Pregnant woman
Schwangerenvorsorge, f. Prenatal care
Schwangerschaft, f. Pregnancy
Schwangerschaftsalter, n. Gestational age
Schwangerschaftsödem, n. Gestational (o)edema
Schwangerschaftsproteinurie, f. Gestational proteinuria; Pregnancy induced proteinuria
Schwangerschaftsstreifen, m. Stretch marks from pregnancy
Schwangerschaftstest, m. Pregnancy test
Schwankung, f. Variation
Schweiß, m. Perspiration; Sudor; Sweat
Schwellung, f. Swelling
Schwesternzimmer, n. Nurses room
Schwindel, m. Vertigo
- Benigner paroxysmaler S., m. Benign paroxysmal vertigo
- Peripherer S., m. Peripheral vertigo
- S. zentralen Ursprungs, m. Vertigo of central origin

Screening, n. Screening
Seborrhoisches Ekzem, n. Seborrh(o)eic
eczema
Sediment, n. Sediment
Sehne, f. Sinew; Tendon
Sehnenscheide, f. Tendon sheath
Sehnerv, m. Optic nerve
Sehstörung, f. Visual impairment
Seide, f. Surgical silk
Seife, f. Soap
Sekretion, f. Secretion
Selbstmord, m. Suicide
- S. begehen to commit suicide
Sensibilität, f. Sensibility; Sensory function
Sepsis, f. Sepsis
Sequester, m. Sequestrum
Sessel, m. Chair
Sexuelle Verhaltensstörung, f. Sexual
behavio(u)r disorder
Sexueller Missbrauch, m. Sexual abuse
Shunt, m. Shunt
Siamesische Zwillinge, mpl. Siamese twins
Sicca-Syndrom, m. Sicca syndrome
Sichelzellenkrankheit, f. Sickle cell disease
Sick-Sinus-Syndrom, n. Sick sinus
syndrome
Siderose, f. Siderosis
Sigma, n. Sigmoid colon
Simulant, m. Malingerer
Singultus, m. Hiccup; Singultus
Sinus-Knoten, m. Sinus node
Sinusitis, f. Sinusitis
Sirup, m. Sirup (BE); Syrup (AE)
Situs inversus, m. Situs inversus; Visceral
inversion
Sjögren-Syndrom, n. Sjögren's syndrome
Skalpell, n. Scalpel
Skalpierungsverletzung, f. Scalp avulsion
Skelett, n. Skeleton
Sklerodermie (progressive systemische), f.
Progressive systemic sclerosis
Skleren, fpl. Sclerae
Skoliose, f. Scoliosis
Skorbut, m. Scurvy
Sodbrennen, n. Heart burn
Somatisierung, f. Somatisation (BE);
Somatization (AE)
Somatisierungstendenz, f. Somatisation
(BE) / Somatization (AE) tendency
Somnolenz, f. Somnolence
Sonnenbrand, m. Sunburn
Sonnenstich, m. Sunstroke
Sonographie, f. Sonography
Sozialanamnese, f. Social history
Sozialversicherung, f. National insurance
(BE); Social insurance

Spannungskopfschmerz, m. Tension
headache
Spannungspneumothorax, m. Tension
pneumothorax
Spastische Zerebralparese, f. Spastic
cerebral palsy
Speiche, f. Radius
Speichel, m. Saliva
Speicheldrüse, f. Salivary gland
Speichelfluss, m. Saliva; Salivation
Speiseröhre, f. (O)Esophagus; Gullet
Sperma, n. Semen; Sperm
Spermatozele, f. Spermatocele
Spezialist, m. Specialist
Spezifisches Gewicht, n. Specific gravity
Sphinkter, m. Sphincter
Spider naevi, mpl. Spider naevi
Spiegel, m. Mirror
Spina bifida, f. Cleft spine; Spina bifida
Spinalganglion, n. Dorsal root ganglion;
Spinal ganglion
Spinne, f. Spider
Spirale, f. (Verhütungsmittel) Intrauterine
device
Spitze, f. Apex; Tip; Vertex
Spondylitis ankylosans, f. Ankylosing
spondylitis
Spondylolisthesis, f. Spondylolisthesis
Spondylolyse, f. Spondylolysis
Spondylose, f. Spondylosis
Spontanabort, m. Miscarriage; Spontaneous
abortion
Spontane vaginale Entbindung, f.
Spontanuous vaginal delivery
Spontaner Abort, m. Spontaneous abortion
Spontangeburt, f. Spontaneous delivery
Spontanpneumothorax, m. Spontaneous
pneumothorax
Spritze, f. Injection; Shot; Syringe
Sprue, f. Sprue
Sprunggelenk, n. Ankle joint
Spulwurm, m. Mawworm
Staatliches Gesundheitswesen, n. National
Health Services (BE)
Stabile Angina, f. Stable angina
Stammfettsucht, f. Truncal / Centripetal
obesity
Standard, m. Standard
Staphylokokken, fpl. Staphylococci
Station, f. Ward
Status asthmaticus, m. Status asthmaticus
Stauschlauch, m. Tourniquet
Stauungsleber, f. (Chronic) Liver congestion
Stauungspapille, f. Choked disc (BE) / disk
(AE); Papill(o)edema
Steckdose, f. Wall socket
Stein, m. Calculus; Stone

Steißlage, f. Pelvic / Breech presentation
Stelle der Erstversorgung, f. Site of first care
Stenose, f. Stenosis
- S. der Aorta, f. Aortic stenosis
Sterilisierung, f. Sterilisation (BE); Sterilization (AE)
Sterilität, f. Sterility
- S. bei Anovulation, f. Sterility due to anovulation
- S. der Frau, f. Female sterility
- S. des Mannes, f. Male sterility
Steroid, n. Steroid
Stethoskop, n. Stethoscope
Stichwunde, f. Knife / Stab wound
Stieldrehung der Ovarien, f. Ovarian torsion
Stiernacken, m. Buffalo hump
stillen to breastfeed
Stimmband, n. Vocal cord
Stimmgabel, f. Tuning fork
Stimmfremitus, m. (Vocal) Fremitus
Stimmritze, f. Rima glottidis
Stimmung, f. Affect; Mood
Stirn, f. Forehead
Stirnbein, n. Frontal bone
Stirnbeinhöhle, f. Frontal sinus
Stirnhöhlenentzündung, f. Frontal sinusitis
Stirnlage, f. Brow presentation
Stockwerk, n. Floor
Stoffwechsel, m. Metabolism
Störung, f. Disorder; Disfunction
Stoß, m. Push
Stottern, n. Stuttering
Strabismus (paralyticus), m. (Spastic) Strabismus
Strahlentherapie, f. Radiotherapy; Radiation therapy
Strahlentherapie-Sitzung, f. Radiotherapy / Radiation therapy session

Strangulation, f. Strangulation
Streptokokken, fpl. Streptococci
Streptokokkensepsis, f. Streptococcal sepsis
Stressinkontinenz, f. Stress incontinence
Striae, f. Streaks; Striae
Stridor, m. Stridor
Struma, f. Goiter; Struma
Student, m. Student
Stuhl, m. Chair
Stuhlgang, m. Bowel movement; Defecation
Stuhlinkontinenz, f. Anal incontinence
Stuhluntersuchung, f. Stool examination
Stummheit, f. Mutism
Stupor, m. Stupor
Sturz, m. Fall
Sturzgeburt, f. Precipitate labo(u)r / delivery
Subakut sklerosierende Panenzephalitis, f. Subacute sclerosing panencephalitis
Subakute bakterielle Endokarditis, f. Subacute bacterial endocarditis
Subarachnoidalblutung, f. Subarachnoidal h(a)emorrhage
Subdurale Blutung, f. Sudural h(a)emorrhage
Substanz, f. Substance
Symptom, n. Symptom
Syndaktylie, f. Syndactyly
Syndrom, n. Syndrome
Synkope, f. Syncope
Syphilis, f. Syphilis
Syringobulbie, f. Syringobulbia
Syringomyelie, f. Syringomyelia
Systemische Sklerose, f. Systemic sclerosis
Systemischer Lupus erythematodes, m. Systemic lupus erythematosus
Systolisches Herzgeräusch, n. Systolic ejection murmur

T

Tabaksbeutelnaht, f. Purse-string suture
Tablette, f. Tablet
Tachykardie, f. Tachycardia
Tagesschwankung, f. Diurnal / Circadian variation
Tasche, f. Bag; Pouch; Sack
Taschenlampe, f. Flashlight; Torch (BE)
Tätigkeiten des Alltags, fpl. Activities of daily living
Tätlicher Angriff, m. Physical assault
Taubheit, f. Deafness
Taubstummheit, f. Deaf-mutism
Taumel, m. Reeling
Teelöffel, m. Tea spoon
- ein Teelöffel voll one teasponeful

Teil, m. Part
Telefon, n. Phone
Telefonnummer, f. Phone number
Temperatur, f. Temperature
Terminale Niereninsuffizienz, f. Endstage renal disease
Test, m. Test
- T. auf okkultes Blut im Stuhl, m. Fecal occult blood test
- T. nach Mendel-Montoux, m. Purified protein derivative (Montoux-Test)
Teststreifen, m. Dipstick; Test strip
Tetanie, f. Tetany
Tetanus, m. Tetanus
Tetraplegie, f. Quadriplegia; Tetraplegia

Therapie, f. Therapy
Thorax, m. Thorax
- Instabiler T., m. Flail chest; Instable chest
wall
- T. - Röntgen, n. Chest X-ray
Thrombangiitis obliterans, f.
Thromboangiitis obliterans; Buerger's
disease
Thrombembolischer Verschluss, m.
Thromboembolic occlusion
Thrombophlebitis, f. Thrombophlebitis
Thromboplastinzeit, f. Thromboplastin time
Thrombose, f. Thrombosis
Thrombozyt, m. Platelets; Thrombocyte
Thrombozytopenie, f. Thrombocytopenia
Thrombozytopenische Purpura, f.
Thrombocytopenic purpura
Thymus, m. Thymus (gland)
Thyreoiditis, f. Thyroiditis
Ticstörung, f. Tic disorder
tief deep
Tinea, f. Tinea; Ringworm
- T. pedis, f. Tinea pedis; Athlete's foot
Tisch, m. Table
Tod, m. Death
Toilette, f. Bathroom; Toilet; Lavatory; Rest
room (BE); Restroom (AE); Loo (BE)
Tollwut, f. Rabies
Tonsille, f. Tonsil
Tonsillitis, f. Tonsillitis
Tortikollis, m. Torticollis; Stiffneck; Wryneck
Totale Eisenbindungskapazität, f. Total iron
binding capacity
Toxoplasmose, f. Toxoplasmosis
Tracheostoma, n. Tracheostoma
Tracheostomie, f. Tracheostomy
Trage, f. Stretcher
Tränenbein, n. Lacrimal bone
Tränendrüse, f. Lacrimal gland
Tränenfluss, m. Lacrimation; Tearing
Tränensack, m. Lacrimal / Tear sac

Transaminase, f. Transaminase
Transösophageales Echo, n.
Transesophageal echo
Transplantation, f. Transplantation
Traumatischer Schock, m. Traumatic shock
Traumatologie, f. Traumatology
Tremor, m. Tremor
- Essentieller T., m. Essential tremor
Trifaszikulärer Block, m. Trifascicular block
Trigeminusneuralgie, f. Trigeminal
neuralgia; Tic douloureux
Triglyceride, fpl. Triglycerides
Trikuspidalklappeninsuffizienz, f. Tricuspid
(valve) insufficiency; Tricuspid regurgitation
Trikuspidalklappenstenose, f. Tricuspid
(valve) stenosis
Trockenheit, f. Dryness
Trommelfell, n. Eardrum
Trommelfellperforation, f. Perforation of the
eardrum
Trommelschlegelfinger, mpl. Clubbing
Trompete, f. Trumpet
Tropfen, m. Drop; Gutta
Tropische Sprue, f. Tropical sprue
Troponin, n. Troponin
Truncus coeliacus, m. C(o)eliac trunk
Tuba auditiva, f. Auditary / Eustachian tube
Tuberkulin, n. Tuberculin
Tuberkulom, n. Tuberculoma
Tuberkulose, f. Tuberculosis
Tuberkulose-Hauttest, m. Tuberculin skin
test; PPD skin test
Tuberkulostatikum, n. Tuberculostatic
Tumor, m. Tumo(u)r
Tupfer, m. Swab
Tür, f. Door
Turgor, m. Turgor
Turner-Syndrom, n. Turner's syndrome
Typ 1 / 2 Diabetes, m. Type 1 / 2 diabetes
Typhus, m. Typhoid fever
T-Zell-Lymphom, n. T-cell lymphoma

U

Übelkeit, f. Nausea
Überblick, m. Overview; Review
- Ü. über Symptome, m. Review of
Symptoms (ROS)
Überdosis, f. Overdose
Übergewicht, n. Overweight
Übergewichtiges Neugeborenes, n.
Overweight baby
Überlaufblase, f. Overflow incontinence
Überlebensrate, f. Survival rate
übermäßig excessive; immoderate
Überschuh, m. Shoe cover
Ulcus, n. Ulcer

- U. cruris, n. Leg ulcer
- U. duodeni, n. Duodenal ulcer
- U. pepticum, n. Peptic ulcer
- U. ventriculi, n. Gastric / Stomach ulcer
Ultraschall, m. Ultrasound
Ultraschalluntersuchung, f. Ultrasonic
testing
Umfang, m. Breadth; Circumference
Unbeweglichkeit, f. Immobility
Unfall, m. Accident
Unfruchtbarkeit, f. Infertility; Sterility
Unguis incarnatus, m. Ingrown nail; Unguis
incarnatus

unheilbar incurable
Unkomplizierte Geburt, f. Uncomplicated delivery
Unregelmäßiger Zyklus, m. Irregular cycle
Unreife, f. Immaturity
Unterarm, m. Forearm
Untere Extremität, f. Lower extremity
Unterhaltung, f. Conversation
Unterkiefer, m. Lower jaw; Mandible
Unterschenkel, m. Lower leg
Unterschenkelamputation, f. Below-knee amputation
Untersuchung, f. Examination; Test
- **U. auf okkultes Blut im Stuhl, f.** Fecal occult blood test
- **U. des Geisteszustandes,f.** Mental state examination
Untersuchungsformular, n. Physical examination form

Untersuchungskurs, m. Physical examination course
Untertauchen, n. Submersion
Unverträglichkeitsreaktion, f. Incompatibility reaction
Urämie, f. Ur(a)emia
Ureterstein, m. Ureteral calculus
Urethritis, f. Urethritis
Urin, m. Urine
Urinanalyse, f. Urine analysis
Urinflasche, f. Urine bottle; Urinal
Urinkultur, f. Urine culture
Urinstix, m. Urine (reagent) strip
urogenital- genitourinary
Ursache, f. Cause
Ursprung, m. Origin
Urtikaria, f. Hives; Nettle rash; Urticaria
Uterusausschabung, f. (Uterine) Curettage
Uterusmyom, n. Uterine myoma
Uterusprolaps, m. Uterine prolapse

V

Vaginalabstrich, m. Vaginal smear
Vaginale Untersuchung, f. Vaginal examination
Vaginaler Ausfluss, m. Vaginal discharge
Vaginismus, m. Vaginism(us)
Vancoresistenter Enterococcus, m. Vancoresistent Enterococcus faeces
Varize, f. Varix
Vaskuläre Demenz, f. Vascular dementia
Vaskulitis, f. Vasculitis
Vene, f. Vein
Venenpunktion, f. Venous puncture
Venenthrombose, f. Venous thrombosis
Ventrikel, m. Ventricle
Ventrikelseptumdefekt, m. Ventricular septal defect
Ventrikuläre Tachykardie, f. Ventricular tachycardia
Verätzung, f. Burn
- **V. durch Lauge, f.** Alcali burn
- **V. durch Säure, f.** Acid burn
Verband, m. Bandage; Dressing
Verbindung, f. Anastomosis; Association; Combination
Verbrechen, n. Crime
Verbrennung, f. Burn
Verbrühung, f. Scald
Verdacht, m. Suspicion
Verdauung, f. Digestion
Verdauungstrakt, m. Digestive tract
Vergewaltigung, f. Rape
Vergiftung, f. Poisoning
- **V. durch Blei, f.** Lead poisoning
- **V. durch Strychnin, f.** Strychnine poisoning

Verhaltensstörung, f. Behavio(u)r(al) disorder
Verhaltenstherapie, f. Behavioural therapy
Verhütung, f. Contraception; Prevention; Prophylaxis
Verkalkung, f. Calcification
Verlängerung, f. Extension; Prolongation
Verlaufskontrolle, f. Follow-up
Verletzung, f. Injury
Vernachlässigung, f. Neglect
verschlechtern to deteriorate; to worsen
Verschlechterung, f. Aggravation; Impairment; Worsening
verschlucken to swallow
- **sich an etwas verschlucken** to choke on something
Verschluss, m. Occlusion
- **V. der A. centralis retinae, m.** Occlusion of the central artery of the retina
- **V. der Tuba auditiva, m.** Obstruction of the auditory tube
verschreiben to prescribe
verschwommen blurred
Versicherung, f. Insurance
Verstauchung, f. Sprain
Verstopfung, f. Constipation
Verstreichen der Zervix, n. Effacement of the cervix
Vervielfachung, f. Multiplication
Verwachsung, f. Adhesion; Concretion
Verzögerung, f. Delay, Retardation
Vibrationsempfinden, n. Vibratory sensation
Vierlingsschwangerschaft, f. Quadruplet pregnancy

Virus, m. Virus
Viruspneumonie, f. Viral pneumonia
Viruswarze, f. Common / Viral wart; Verruca vulgaris
Visite, f. (Ward) Round
Visusprüfung, f. Visual acuity test
Vitalkapazität, f. Vital capacity (VC)
Vitalparameter, m. Vital signs
- V. stabil Vital signs stable
Vitamin, n. Vitamin
Vitaminmangel, m. Vitamin deficiency
Vitiligo, m. Vitiligo
Vogelzüchterlunge, f. Bird-fancier's lung
voll beweglich Full range of motion
Vollbart, m. Full beard
Vollmondgesicht, n. Moon face
Vollnarkose, f. General an(a)esthesia
Vollremission, f. Complete remission / response

Vollständig parenterale Ernährung, f. Total parental nutrition
Volvulus, m. Volvulus
Vorderkammer, f. Anterior ocular chamber
Vorfall, m. Prolapse
- V. der Bandscheibe, m. Herniated / Slipped disc (BE) / disk (AE)
Vorgeschichte, f. Anamnesis; Antecedent; History
Vorhofflattern, n. Atrial flutter
Vorhofflimmern, n. Atrial fibrillation
Vorhofseptumdefekt, m. Atrial septal defect
Vorsorgeuntersuchung, f. Screening / Preventive examination
Vorsteherdrüse, f. Prostatic gland
Vorzeitiger Blasensprung, m. Premature rupture of membranes
Vulva, f. Vulva
Vulvitis, f. Vulvitis

W

Waage, f. Scale
wach awake
Wachstation, f. Transitional care unit
Wade, f. Calf
Wadenbein, n. Fibula
Wand, f. Wall
Wange, f. Cheek
Wangenbein, n. Cheek bone
Wärme, f. Heat; Warmth
Waschmittel, n. Detergent; Washing agent
Wartezimmer, n. Waiting room
Warze, f. Wart
Waschbecken, n. (Wash) Basin
Waschlappen, m. Washcloth
Wasserhahn, m. (Water) Tap
Waterhouse-Friderichsen-Syndrom, n. Waterhouse-Friderichsen-Syndrom
Weg, m. Method; Way
Wegener-Granulomatose, f. Wegener's granulomatosis
Wehe, f. Labo(u)r (pain)

Weibliche Geschlechtsorgane, npl. Female genitals
Weiche Hirnhaut, f. Leptomeninges
Wert, m. Parameter; Value
Whipple-OP, f. Whipple's operation
wiederkehrend circular; recurrent
wiegen to weigh
Wimper, f. Eyelash
Windel, f. Diaper (AE); Napkin (BE)
Windeldermatitis, f. Diaper dermatitis
Windpocken, fpl. Chickenpox; Varicella
Wirbel, m. Vertebra (Pl: Vertebrae)
Wirbelbogen, m. Vertebral arch
Wirbelgelenk, n. Vertebral joint
Wirbelkanal, m. Vertebral canal
Wirbelkörper, m. Vertebral body
Wirbelsäule, f. Vertebral / Spinal column
wirksam effective; efficient
Wochenbett, n. Childbed
Wunde, f. Wound
Wurm, m. Worm
Wurzel, f. Radix; Root

Y

Yersiniose, f. Yersiniosis

Z

Zahn, m. Tooth
Zahnbürste, f. Toothbrush
Zähneknirschen, n. Bruxism; Grinding of teeth
Zahnfleisch, n. Gums; Gingiva

Zahnhals, m. Neck of tooth
Zahnkrone, f. Tooth Crown
Zahnmark, n. Dental pulp
Zahnpasta, f. Tooth paste
Zahnreihe, f. Alignment of teeth

Zahnschmelz, m. Enamel
Zahnwurzel, f. Dental root
Zahnzwischenraum, m. Interdental space
Zangenextraktion, f. Forceps delivery
Zäpfchen, n. Uvula
Zecke, f. Tick
Zeckenbiss, m. Tick bite
Zeh, m. Toe
Zeichen, n. Sign
Zeigefinger, m. Index finger
Zeit, f. Time
Zeitgerechte Entwicklung, f. Appropriate gestational age
Zelle, f. Cell
Zellzählung, f. Cell count(ing); Cytometry
Zentraler Zugang, m. Central line
Zentrales Nervensystem, n. Central nervous system
Zentralvenöse Ernährung, f. Central venous nutrition
Zentralvenöser Druck, m. Central venous pressure
Zentralvenöser Zugang, m. Central venous line
Zerebralparese, f. Cerebral palsy
Zerrung, f. Distorsion
Zervix, f. Cervix
Zervixinsuffizienz, f. Cervical incompetence
Zimmer, n. Room
Zirkel, m. Compass; Pair of compasses
Zirkumzision, f. Circumcision
- **Z. als Routinemaßnahme, f.** Circumcision as a routine procedure
- **Z. aus rituellen Gründen, f.** Circumcision for ritual reasons

Zittern, n. Shivering; Trembling
Zöliakie, f. C(o)eliac disease; Nontropical sprue
Zucker, m. Sugar
- **Z. im Urin, m.** Glucosuria; Glycosuria; Sugar in urine
Zugang, m. (Intravenous) Line
- **Z. legen** to place an intravenous line
- **Zentralvenöser Z., m.** Central line
Zunahme, f. Gain; Increase
Zunge, f. Tongue
Zungenbein, n. Hyoid (bone)
Zurückhaltung, f. Abstinence; Retention
Zustand, m. Condition
- **Z. nach** History of; Status post
- **in stabilem / gutem Z.** alive and well
Zwangsstörung, f. Obsessive-compulsive disorder
Zwerchfell, n. Diaphragm; Midriff
Zwerchfellhernie, f. Diaphragmatic hernia
Zwergwuchs, m. Dwarfism; Nanism
Zwillinge, f. Twins
Zwillingsschwangerschaft, f. Twin pregnancy
Zwölffingerdarm, m. Duodenum
Zyanose, f. Cyanosis
Zyklus, m. Cycle
Zylinder, m. Cylinder
Zyste, f. Cyst
Zystitis, f. Cystitis
Zystoskopie, f. Cystoscopy
Zytomegalie, f. Cytomegaly
- **Angeborene Z., f.** Congenital cytomegaly; Cytomegalic inclusion (body) disease

REGISTER ENGLISCH-DEUTSCH

A

AB0 incompatibility reaction AB0-Unverträglichkeitsreaktion, f.

AB0 isoimmunisation (BE) / isoimmunization (AE) AB0-Isoimmunisierung, f.

Abdomen Abdomen, n.; Bauch, m.

Abdominal cavity Bauchhöhle, f.

Abdominal wall Bauchdecke, f.

Aberrance Abweichung, f.

Ablation Ablösung, f.; Ablation, f.

Abnormality Abweichung, f.

Abortion Abort, m.; Fehlgeburt, f.

Above-knee amputation Oberschenkelamputation, f.

Abscess Abszess, m.

absent abwesend

Absorption Absorption, f.

Abstinence Zurückhaltung, f.

Accident Unfall, m.

Accident and emergency (BE) Notaufnahme, f.

Accomodative disorder Akkommodationsstörung, f.

Acetylsalicylic acid Acetylsalicylsäure, f.

Achalasia Achalasie, f.

Achilles tendon Achillessehne, f.

Achondroplasia Achondroplasie, f.

Acid Säure, f.

- A.-base status Säure-Basen-Status, m.

- A. burn Verätzung durch Säure, f.

- A. fast bacilli Säurefeste Stäbchen, npl.

Acidosis Azidose, f.

Acne Akne, f.

Acoustic shadow Schallschatten, m.

Acoustic trauma Lärmschädigungen (des Innenohres), f.

Acromegaly Akromegalie, f.

Activities of daily living Tätigkeiten des Alltags, fpl.

acute akut; plötzlich

Acute abdomen Akutes Abdomen, n.

Acute Bacterial Endocarditis Akute bakterielle Endokarditis, f.

Acute cardiac death Plötzlicher Herztod, m.

Acute Distress Akuter Stresszustand, m.

Acute hearing loss Hörsturz, m.

Acute renal failure Akutes Nierenversagen, n.

Acute retention of urine Akuter Harnverhalt, m.

Acute rhinitis Schnupfen, m.

Adam's apple Adamsapfel, m.

addicted abhängig

Addiction Abhängigkeit, f.

Addisonian crisis Addison-Krise, f.

Adenoma Adenom, n.

Adenovirus Adenovirus, n.

Adhesion Verwachsung, f.

Adiposity Adipositas, f.

Adjustment disorder Anpassungsstörung, f.

(to) administer orally per os

Admission Aufnahme, f.

Admission orders Anweisungen (zur Aufnahme), fpl.

(to) admit someone to einweisen

(to) admit someone to hospital in ein Krankenhaus aufnehmen

(to be) admitted aufgenommen werden (in ein Krankenhaus)

Adnexa Adnexen, fpl.

Adrenal gland Nebenniere, f.

Adrenal insufficiency Nebenniereninsuffizienz, f.

Adrenocortical insufficiency Nebenniereninsuffizienz, f.

Adult onset diabetes mellitus Altersdiabetes, m.

Advanced Cardiovascular Life Support (AE) Pflichtkurs in erster Hilfe (fortgeschritten), m.

Affect Affekt, m.; Stimmung, f.

Affection Befall, m.

Affective psychosis Affektive Psychose, f.

After-effect Folgeerscheinung, f.

Agent Mittel, n.

Aggravation Verschlechterung, f.

(to) agitate aufregen

Agitation Aufregung, f.; Ruhelosigkeit, f.

Agoraphobia Agoraphobie, f.

Agranulocytosis Agranulozytose, f.

Ague Schüttelfrost, m.

AIDS AIDS

Air embolism Luftembolie, f.

Air lock Schleuse, f.

Air passages Luftwege, mpl.

Air vesicles Lungenbläschen, n.

Aisle Gang, m.

Aktinomycosis Aktinomykose, f.

Albumin Albumin, n.

Alcali burn Verätzung durch Lauge, f.

Alcohol Alkohol, m.

- A. poisoning Alkoholvergiftung, f.

Alcoholic cardiomyopathy Alkoholische Kardiomyopathie, f.

Alcoholic fatty liver Alkoholische Fettleber, f.

163

Alcoholic gastritis Alkoholgastritis, f.
Alcoholic hepatitis Alkoholische Hepatitis, f.
Alcoholic intoxication Alkoholintoxikation, f.
Alcoholic liver cirrhosis Alkoholische
  Leberzirrhose, f.
Alcoholic polyneuropathy Alkohol-
  Polyneuropathie, f.
Alexia Alexie, f.
Alignment of teeth Zahnreihe, f.
alive and well in stabilem / gutem Zustand
Alkaline phosphatase Alkalische Phosphatase,
  f.
Alkalosis Alkalose, f.
Allergen Allergen, n.
Allergy Allergie, f.
- A. testing Allergietestung, f.
Alopecia Glatze, f.
- A. areata Alopezia areata, f.
Alzheimer's disease Alzheimer-Erkrankung, f.
Am(o)ebic dysentery Amöbenruhr, f.
Am(o)ebic infection Amöbeninfektion, f.
Ambulance Krankenwagen, m.
Amenorrhea Amenorrhoe, f.; Primäre
  Amenorrhoe, f.
Amino acid Aminosäure, f.
Amnesia Amnesie, f.
Amniotic fluid Fruchtwasser, n.
Amniotic fluid embolism
  Fruchtwasserembolie, f.
Amniotic sac Fruchtblase, f.
Amphotericin B Amphotericin B, n.
Ampule Ampulle, f.
Amputation Amputation, f.
Amylase Amylase, f.
Amyloidosis Amyloidose, f.
Amyotrophic lateral sclerosis Amyotrophische
  Lateralsklerose, f.
Amyotrophy Amyotrophie, f.
An(a)emia Anämie, f.
An(a)esthesia Anästhesie, f.
An(a)esthetic Betäubungsmittel, n.
An(a)esthesiologist Anästhesist, m.
An(a)esthetist Anästhesist, m.
An(h)idrosis Anhydrose, f.
Anal abscess Analabszess, m.
Anal fissure Analfissur, f.
Anal fistula Analfistel, f.
Anal incontinence Stuhlinkontinenz, f.
Anal prolapse Analprolaps, m.
Analysis Analyse, f.
Anamnesis Anamnese, f.; Krankengeschichte,
  f.; Vorgeschichte, f.
Anaphylactic shock Anaphylaktischer Schock,
  m.
Anarthria Anarthrie, f.
Anastomosis Verbindung, f.
Anencephaly Anenzephalie, f.

Aneurysm Aneurysma, n.
Angina Angina, f.
- A. pectoris Angina pectoris, f.
Angiography Angiographie, f.
Angioneurotic (o)edema Angioneurotisches
  Ödem, n.
Ankle Fessel, f.
- A. joint Sprunggelenk, n.
Ankylosing spondylitis Spondylitis
  ankylosans, f.
Ankylosis Ankylose, f.; Gelenksteife, f.
Anorexia (nervosa) Anorexia nervosa, f.
Answer Antwort, f.
(to) answer antworten
Antecedent Vorgeschichte, f.
Antacid Antazida, npl.
Anterior ocular chamber Vorderkammer, f.
Anterograde amnesia Anterograde Amnesie, f.
Anthrax Milzbrand, m.
Antibiotic Antibiotikum, n.
Antibody Antikörper, m.
Antigen Antigen, n.
Antihistamine Antihistaminikum, n.
Antrum Hohlraum, m.
Anus Anus, m.
Anxiety disorder Angststörung, f.
Aorta Aorta, f.
Aortic aneurysm Aortenaneurysma, n.
Aortic dissection Dissektion der Aorta, f.
Aortic isthmus stenosis
  Aortenisthmusstenose, f.
Aortic regurgitation
  Aortenklappeninsuffizienz, f.
Aortic stenosis Stenose der Aorta, f.
Aortic valve Aortenklappe, f.
- A. v. insufficiency Aortenklappeninsuffizienz,
  f.
- A. v. stenosis Aortenklappenstenose, f.
Apendectomy Appendektomie, f.
Apex Spitze, f.
- A. of the heart Herzspitze, f.
- A. of the lung Lungenspitze, f.
Aphasia Aphasie, f.
Apparatus Apparat, m.
Appendages Adnexen, fpl.
Appendicitis Appendizitis, f.
Apple core sign Apfelbutzenzeichen, n.
(to) apply beantragen
Appropriate gestational age Zeitgerechte
  Entwicklung, f.
Apraxia Apraxie, f.
Area Gebiet, n.
Arm Arm, m.
Armpit Achselhöhle, f.
Arterial blood gas analysis Arterielle
  Blutgasanalyse, f.
Arteriosclerosis Arteriosklerose, f.

Arteritis Arteriitis, f.
Artery Arterie, f.
Arthralgia Gelenkschmerz, m.
Arthritis Arthritis, f.
Arthropathy Arthropathie, f.
Arthroscopy Arthroskopie, f.
Arthrosis Arthrose, f.
Articular capsule Gelenkkapsel, f.
Articular cartilage Gelenkknorpel, m.
Artificial body orifice Künstliche
Körperöffnung, f.
Artificial heart valve Künstliche Herzklappe, f.
Artificial insemination Künstliche Befruchtung,
f.
Artificial respiration Künstliche Atmung, f.
as needed bei Bedarf
Aschoff nodule Rheumaknoten, m.
Asphyxia Asphyxie, f.
(to) aspirate aspirieren
Aspiration Aspiration, f.
Assault Angriff, m.
Assessment Bewertung, f.
Assistant doctor Assistenzarzt, m.
associated assoziiert
Association Verbindung, f.
Asthma Asthma, f.
- Extrinsic A. Extrinsisches Asthma, n.
- Intrinsic A. Intrinsisches Asthma, n.
Astigmatism Astigmatismus, m.
asymmetric asymmetrisch

Ataxia Ataxie, f.
Atherosclerosis Atherosklerose, f.
Athlete's foot Fußpilz, m.
Atopic eczema / dermatitis Atopisches Ekzem,
n.
Atrial auricle Herzohr, n.
Atrial fibrillation Vorhofflimmern, n.
Atrial flutter Vorhofflattern, n.
Atrial septal defect Vorhofseptumdefekt, m.
Atrioventricular block Atrioventrikulärer Block,
m.
Atrioventricular node AV-Knoten, m.
Atrioventricular valve AV-Klappe, f.
Atrium (of the heart) Herzvorhof, m.
(to) atrophy atrophieren
(to) attach anheften
(to) attend beachten
Attending (AE) Oberarzt, m.
Attention Aufmerksamkeit, f.
- to pay A. aufpassen
Attitude Haltung, f.
Auditary tube Tuba auditiva, f.
Auditorium Hörsaal, m.
Auditory canal Gehörgang, m.
Auditory ossicles Gehörknöchelchen, n.
Auricle Ohrmuschel, f.
Auscultation Auskultation, f.
autoimmune autoimmun
awake wach
Axilla Achselhöhle, f.

B

Baby Kind, n.
Back Rücken, m.
- B. disorders Dorsopathie, f.
- B. of the foot Fußrücken, m.
- B. of the hand Handrücken, m.
- B. of the head Hinterkopf, m.
- B. of the Neck Nacken, m.
- B. Pain Rückenschmerzen, mpl.
Bacter(a)emia Bakteriämie, f.
Bacteria Bakterien, npl.
- B. culture Bakterienkultur, f.
Bacterial disease Bakterielle Erkrankung, f.
Bad breath Mundgeruch, m.
Bag Sack, m., Tasche, f.
- B. of waters Fruchtblase, f.
Baldness Glatze, f.
Ball of the thumb Handballen, m.
Ball-pen Kugelschreiber, m.
Bandage Verband, m.
Barium Enema Barium Einlauf, m.
Barotrauma Barotrauma, n.
Barrier Schranke, f.
Bartholin's abscess Bartholin-Abszess, m.
Bartholin's cyst Bartholin-Zyste, f.

Basal cell carcinoma Basaliom, n.
Basal ganglia Basalganglien, npl.
Basal skull fracture Schädelbasisfraktur, f.
Basalioma Basaliom, n.
Basic Life Support Pflichtkurs in erster Hilfe
(Basiskurs), m.
Basilar skull fracture Schädelbasisfraktur, f.
Basin Waschbecken, n.
Bath Bad, n.
Bathroom Toilette, f.; Bad, n.; Badezimmer,
n.
Bathroom privileges Patient darf zur Toilette
gehen (Im Ggs. zur Bettruhe)
B-cell lymphoma B-Zell-Lymphom, n.
Bed Bett, n.
- B. rest Bettruhe, f.
- B. sore Dekubitalgeschwür, n.
Bedding Bettzeug, n.
Bedpan Bettschüssel, f.
Bedside table Nachtkästchen, n.
Beef tapeworm Rinderbandwurm, m.
Beeper Piepser, m.
Behavio(u)r(al) disorder Verhaltensstörung,
f.

Behavioural therapy Verhaltenstherapie, f.
Behçet's disease Behçet-Krankheit, f.
Bellybutton Bauchnabel, m.
Below-knee amputation Unter-
schenkelamputation, f.
(to) bend beugen
Bend of the elbow Ellenbeuge, f.
benign gutartig
Benign paroxysmal vertigo Benigner
paroxysmaler Schwindel, m.
Beta(-receptor) blocker ß-Blocker, m.
Betadine Betaisodonna, n.
Bicarbonate Bikarbonat, n.
Bifascicular block Bifaszikulärer Block, m.
Big toe Großzehe, f.
bilateral bilateral
Bile acids Gallensäure, f.
Bile duct Gallengang, m.
- B. d. atresia Atresie der Gallengänge, f.
- B. d. stone Gallengangsstein, m.
Bile ducts Gallenwege, mpl.
Biles Gallenflüssigkeit, f.
Bilirubin Bilirubin, n.
Biochemistry Biochemie, f.
Biopsy Biopsie, f.
Bird-fancier's lung Vogelzüchterlunge, f.
Birth control pill Antibabypille, f.
Birth injury Geburtsverletzung, f.
Birthmark Muttermal, n.
Bite Biss, m.
Blackout Ohnmacht, f.
Bladder Harnblase, f.
- B. carcinoma Harnblasenkarzinom, n.
- B. catheterisation (BE) / catheterization
  (AE) Blasenkatheterisation, f.
- B. diverticulum Harnblasendivertikel, n.
Blanket Bettdecke, f.
to bleed bluten
Bleeding Blutung, f.
- B. from the external auditory canal Blu-
tung aus dem äußeren Gehörgang, f.
- B. time Blutungszeit, f.
blind blind
Blind gut; Cecum Blinddarm, m.
Blindness Blindheit, f.
Blister Blase, f.
(to) block blockieren
Blood Blut, n.
- B. alcohol level Blutalkoholspiegel, m.
- B. bank Blutbank, f.
- B. brain barrier Blut-Hirn-Schranke, f.
- B. cell Blutkörperchen, n.
- B. clot Blutgerinnsel, n.
- B. clotting Blutgerinnung, f.
- B. coagulation Blutgerinnung, f.
- B. corpuscle Blutkörperchen, n.
- B. count Blutbild, n.

- B. culture Blutkultur, f.
- B. donor Blutspender, m.
- B. gas analysis Blutgasanalyse, f.
- B. glucose Blutzucker, m.
- B. group Blutgruppe, f.
- B. grouping Blutgruppenbestimmung, f.
- B. pH pH(-Wert), m.
- B. pressure Blutdruck, m.
- B. pressure measurement Blutdruck-
messung, f.
- B. pressure measuring device Blutdruck-
messgerät, n.
- B. sample Blutprobe, f.
- B. serum Blutserum, n.
- B. smear (Blut-) Ausstrich, m.
- B. sugar Blutzucker, m.
- B. transfusion Bluttransfusion, f.
- B. type Blutgruppe, f.
- B. typing Blutgruppenbestimmung, f.
- B. urea nitrogen(e) Blutharnstoff, m.
- B. withdrawal Blutentnahme, f.
Bloodletting Aderlass, m.
blurred verschwommen
Body Körper, m.
- B. cavity Körperhöhle, f.
- B. fluids Körperflüssigkeiten, fpl.
- B. hair Körperbehaarung, f.
Bone Knochen, m.
- B. marrow Knochenmark, n.
- B. marrow puncture
Knochenmarkpunktion, f.
- B. structure Knochenbau, m.
Border Grenze, f.
Borreliosis Borreliose, f.
Botulism Botulismus, m.
Bowel movement Peristaltik, f.; Stuhlgang,
m.
Bowel Sounds Darmgeräusche, npl.
Boy Junge, m.
Bradycardia Bradykardie, f.
Brain Gehirn, n.
- B. abscess Hirnabszess, m.
- B. concussion Gehirnerschütterung, f.
- B. stem Hirnstamm, m.
- B. tumo(u)r Hirntumor, m.
Brainstem syndrome Hirnstammsyndrom, n.
Branch Ast, m.
Breadth Umfang, m.
Breast Brust, f.; Busen, m.
- B. carcinoma Mammakarzinom, n.
- B. lump Knoten der Brust, m.
Breastbone Brustbein, n.
(to) breastfeed stillen
Breath sounds Atemgeräusche, npl.
Breathing Atmung, f.
Breech presentation Beckenendlage, f.;
Steißlage, f.

Bridge of nose Nasenrücken, m.
British National Formula Entspricht der
Roten Liste
Broad spectrum antibiotic
Breitspektrumantibiotikum, n.
Bronchial and alveolar lavage
Bronchiallavage, f.
Bronchial asthma Asthma bronchiale, n.
Bronchial carcinoma Bronchialkarzinom, n.
Bronchiectasis Bronchiektase, f.
Bronchiolitis Bronchiolitis, f.
Bronchiolitis obliterans Bronchiolitis
obliterans, f.
Bronchitis Bronchitis, f.
Bronchus Bronchus, m.
Brother Bruder, m.
Brow Augenbraue, f.
- B. presentation Stirnlage, f.

Brucellosis Brucellose, f.
Bruxism Zähneknirschen, n.
Budd-Chiari syndrome Budd-Chiari-
Syndrom, n.
Buerger's disease Thrombangiitis obliterans,
f.
Buffalo hump Stiernacken, m.
Bulimia (nervosa) Bulimia nervosa, f.
Bullous pemphigoid Bullöses Pemphigoid,
n.
Bunion Hallux valgus m.
Burn Verätzung, f.; Verbrennung, f.
(to) burn brennen
Burning Brennen, n.
Bursa Schleimbeutel, m.
Bursitis Bursitis, f.
Buttocks Gesäß, n.
Bypass Bypass, m.

C

cachectic kachektisch
Cachexia Kachexie, f.
C(a)esarean section Kaiserschnitt, m.
Café-au-lait spot Café-au-lait-Fleck, m.
Cafeteria Kantine, f.
Caisson disease Caissonkrankheit, f.
Calcification Verkalkung, f.
Calcium Calcium, n.; Kalzium, n.
Calculus Stein, m.
Calf Wade, f.
Callus Hornhautschwiele, f.
Cancer Krebs, m.
- C. of the floor of the mouth
Mundbodenkarzinom, n.
Candidiasis Candidiasis, f.
Canine Eckzahn, m.
Cap Operationshaube, f.
Capillary Kapillare, f.
Capsule Kapsel, f.
Carbuncle Karbunkel, n.
Carcinoma Karzinom, n.
Cardiac catheter Herzkatheter, m.
Cardiac arrest Herzstillstand, m.
Cardiac dysrhythmia Herzrhythmusstörung,
f.
Cardiac insufficiency Herzinsuffizienz, f.
Cardiac muscle Herzmuskel, m.
Cardiac neurosis Herzneurose, f.
Cardiac pacemaker Herzschrittmacher, m.
Cardiac region Herzgegend, f.
Cardiac valve Herzklappe, f.
Cardiac ventricle Herzkammer, f.
Cardiogenic shock Kardiogener Schock, m.
Cardiologist Kardiologe, m.
Cardiology Kardiologie, f.
Cardiomegaly Kardiomegalie, f.

Cardiomyopathy Kardiomyopathie, f.
Cardiovascular function test
Kardiovaskuläre Funktionsprüfung, f.
Cardiovascular system Herz-
Kreislaufsystem, n.
Carotid (artery) Halsschlagader, f.
Carpal tunnel syndrome Karpaltunnel-
Syndrom, n.
Carrier of ... Keimträger von ..., m.
Cartilage Knorpel, m.
- C. tear Knorpelriss, m.
Case Fall, m.
Cataplexy Kataplexie, f.
Cataract Katarakt, m.
Catheter Katheter, m.
Catheterised (BE) / Catheterized (AE) urine
Katheterurin, m.
(to) catheterise (BE) katheterisieren
(to) catheterize (AE) katheterisieren
CAT-Scan Computertomographie, f.
Cause Grund, m.; Ursache, f.
Cavitated pneumonia Gekammerte
Pneumonie, f.
Cavity Aushöhlung, f.
Cecum Blinddarm, m.
C(o)eliac disease Zöliakie, f.
C(o)eliac trunk Truncus coeliacus, m.
Cell Zelle, f.
- C. count(ing) Zellzählung, f.
Central line Zentraler Zugang, m.;
Zentralvenöser Zugang, m.
Central nervous system Zentrales
Nervensystem, n.
Central venous line Zentralvenöser Zugang,
m.

Central venous nutrition Zentralvenöse Ernährung, f.
Central venous pressure Zentralvenöser Druck, m.
Centripetal obesity Stammfettsucht, f.
Cephalh(a)ematoma Kephalhämatom, n.
Cephalic presentation Kopflage, f.
Cerebellar syndrome Kleinhirnsyndrom, n.
Cerebellum Kleinhirn, n.
Cerebral (o)edema Hirnödem, n.
(Intra-) Cerebral h(a)emorrhage Hirnblutung, f.; Intrazerebrale Blutung, f.
Cerebral infarction Hirninfarkt, m.
Cerebral palsy Zerebralparese, f.
Cerebrospinal fluid Rückenmarksflüssigkeit, f.
Cerebrovascular disease Cererbrovaskuläre Erkrankung, f.
Certification Bescheinigung, f.
Cervical carcinoma Cervixkarzinom, n.
Cervical incompetence Zervixinsuffizienz, f.
Cervical os Gebärmuttermund, m.
Cervix Zervix, f.
C(a)esarean section Kaiserschnitt, m.
Chair Sessel, m.; Stuhl, m.
Chairman (AE) Chefarzt, m.
Chalazion Chalazion, m.
Chamber Kammer, f.
Change Änderung, f.
Channel Röhre, f.
Cheek Wange, f.
- **C. bone** Wangenbein, n.
Chemotherapy Chemotherapie, f.
- **C. session** Chemotherapie-Sitzung, f.
Chest Brust, f.; Brustkorb, m.
- **C. area** Brustraum, m.
- **C. pain** Brustschmerzen, mpl.
- **C. wall** Thorax, m.
- **C. x-ray** Thorax - Röntgen, n.
Chickenpox Windpocken, fpl.
Chief complaint Leitsymptom, n.
Chief physician Chefarzt, m.
Chilblain Frostbeule, f.
Child Kind, n.
- **C. abuse** Kindesmisshandlung, f.
Childbed Wochenbett, n.
- **C. fever** Puerperalfieber, n.
Childhood Kindheit, f.
Chills Schüttelfrost, m.
Chin Kinn, n.
Chlamydia Chlamydien, fpl.
Chloasma Chloasma, n.
Chloride Chlorid, n.
Choanal atresia Choanalatresie, f.
(to) choke on something sich an etwas verschlucken

Choked disc (BE) / disk (AE) Stauungspapille, f.
Cholangitis Cholangitis, f.
Cholecystitis Cholezystitis, f.
Choledochus Ductus choledochus, m.
Cholelithiasis Cholelithiasis, f.
Cholera Cholera, f.
Cholesteatoma Cholesteatom, n.
Cholesterol Cholesterin, n.
Chondromalacia Chondromalazie, f.
chronic chronisch
Chronic isch(a)emic heart disease Chronisch ischämische Herzkrankheit, f.
Chronic liver congestion Chronische Stauungsleber, f.
Chronic obstructive pulmonary disease Chronisch obstruktive Lungenerkrankung, f.
Chronic renal failure (Chronische) Niereninsuffizienz, f.
Chronic rhinitis Chronische Rhinitis, f.
Chronic ulcer Chronisches Ulcus, m.
Cicatrice Narbe, f.
Circadian variation Tagesschwankung, f.
circular wiederkehrend
Circulation Kreislauf, m.
Circulatory collapse Kreislaufkollaps, m.
Circulatory failure Kreislaufversagen, f.
Circumcision Zirkumzision, f.
- **C. as a routine procedure** Zirkumzision als Routinemaßnahme, f.
- **C. for ritual reasons** Zirkumzision aus rituellen Gründen, f.
Circumference Umfang, m.
- **C. of the head** Kopfumfang, m.
Cirrhosis Leberzirrhose, f.
Clamp Klammer, f.; Klemme, f.
Clavicle Schlüsselbein, n.
Clavulanic acid Clavulansäure, f.
Clearance Clearance, f.
Cleft lip Hasenscharte, f.; Lippenspalte, f.
Cleft palate Gaumenspalte, f.
Cleft spine Spina bifida, f.
Clinical assessment Klinische Beurteilung, f.
Clinical director (BE) Chefarzt, m.
Clinical judgement Klinische Beurteilung, f.
Clinical picture Krankheitsbild, n.
Clinical thermometre (BE) / thermometer (AE) Fieberthermometer, n.
Clip Klemme, f.
Closed fracture Geschlossene Fraktur, f.
Closet Schrank, m.
Clostridium perfringens Clostridium perfringens, n.
Clubbing Trommelschlegelfinger, mpl.
Clubfoot Klumpfuß, m.
Cluster headache Cluster-Kopfschmerz, m.

Coagulation Gerinnung, f.
- C. factor Gerinnungsfaktor, m.
- C. test Blutgerinnungsanalyse, f.
- C. time Gerinnungszeit, f.
Coagulopathy Koagulopathie, f.
Coarctation of the aorta Aortenisthmus-
stenose, f.
Coat Kittel, m.
- C. hanger Kleiderbügel, m.
Cocaine Kokain, n.
Cochlea Ohrschnecke, f.
Codeine Kodein, n.
C(o)eliac disease Zöliakie, f.
C(o)eliac trunk Truncus coeliacus, m.
Cognitive behavioural therapy Kognitive
Verhaltenstherapie, f.
Cold Kälte, f.; Schnupfen, m.
- Common C. Erkältungs(schnupfen), m.
Colic Kolik, f.
Collapse Kollaps, m.
Collarbone Schlüsselbein, n.
Colo(no)scopy Koloskopie, f.
Colo(u)r perception defect Farbsinnstörung,
f.
Col(o)uring Gesichtsfarbe, f.
Colon Kolon, n.
- C. cancer Dickdarmkrebs, m.
Colony forming unit Kolonienbildende
Einheit, f.
Colpitis Kolpitis, f.
Coma Koma, n.
Comb Kamm, m.
Combination Verbindung, f.
Common wart Viruswarze, f.
Common bile duct Ductus choledochus, m.
Common Cold Erkältungsschnupfen, m.
Compass Zirkel, m.
Complete blood cell count Blutbild, n.
Complete remission Vollremission, f.
Complete response Vollremission, f.
Complicated delivery Komplizierte Geburt, f.
Complication Komplikation, f.
Compute(rize)d tomography Computer-
tomographie, f.
Computer Computer, m.
Concretion Verwachsung, f.
Concussion Gehirnerschütterung, f.
Condition Zustand, m.; Bedingung, f.
Condom Kondom, n.; Präservativ, n.
Conduction disturbance Reizleitungs-
störung, f.
Conduit Rohr, n.
congenital angeboren
- C. cytomegaly Angeborene Zytomegalie, f
- C. deformity Angeborene Missbildung, f.
- C. hernia Angeborene Hernie, f.
Conjunctiva Bindehaut, f.

Conjunctivitis Konjunktivitis, f.
(to) consider beachten
Constipation Verstopfung, f.
Consultant (BE) Oberarzt, m.
Consultation Konsil(ium), n.
Contact Berührung, f.
- C. dermatitis Kontaktdermatitis, f.
- C. lense Kontaktlinse, f.
contagious ansteckend
continuing anhaltend
Contraception Verhütung, f.
Contracted kidney Schrumpfniere, f.
Contracture Kontraktur, f.
Contraindication Kontraindikation, f.
Contrast enema Kontrasteinlauf, m.
Contusion Prellung, f.
Conversation Unterhaltung, f.
Convolution (of the brain) Hirnwindung, f.
Convulsion Krampf, m.
Coombs test Coombstest, m.
Corn Hühnerauge, n.
Cornea Hornhaut, f.
Coronary artery Koronararterie, f.
- C. a. disease Koronare Herzkrankheit, f.
Coronary care unit Kardiologische (Intensiv-)
Station, f.
Coronary vessel Herzkranzgefäß, n.
Corpse Leiche, f.
Corpus Körper, m.
Corpus luteum Corpus luteum, n.
Cortisone Kortison, n.
Costal arch Rippenbogen, m.
Cough Husten, m.
- C. syrup Hustensaft, m.
(to) cough up abhusten
Council Konsil(ium), n.
Course of disease Krankheitsverlauf, m.
Course Fortbildung, f.
Coverage Abdeckung, f.
Coxarthrosis Koxarthrose, f.
Cramp Krampf, m.
cramping krampfartig
Cranial base Schädelbasis, f.
Cranial cavity Schädelhöhle, f.
Cranial nerve Hirnnerv, m.
Cranium Schädeldecke, f.
(to) crawl krabbeln
C-reactive protein C-reaktives Protein, n.
Cream Creme, f.
Creatine kinase Kreatininkinase, f.
Creatine phosphokinase Kreatin-
phosphokinase, f.
Creatinine Kreatinin, n.
Creatinine clearance Kreatinin-Clearance, f.
Creutzfeldt-Jakob disease Creutzfeldt-
Jakob Krankheit, f.
Crime Verbrechen, n.

Crisis Krise, f.
Crohn's disease Crohn-Krankheit, f.
Crossed eyes Schielen, n.
Crossmatching Kreuzprobe, f.
Crown Krone, f.
Crowning Einschneiden des Kopfes, n.
Crust Kruste, f.
Crutch Krücke, f.
Cryptococcosis Kryptokokkose, f.
Culture Kultur, f.
Curettage Uterusausschabung, f.
Curvature of the stomach Magenkurvatur, f.
Cushing's disease Morbus Cushing, m.
Cushing's syndrome Cushing-Syndrom, n.

Cut Schnitt, m.
Cutaneous anthrax Hautmilzbrand, m.
Cyanosis Zyanose, f.
Cycle Zyklus, m.
Cylinder Zylinder, m.
Cyst Zyste, f.
Cystic duct Gallenblasengang, m.
Cystitis Zystitis, f.
Cystoscopy Zystoskopie, f.
Cytomegalic inclusion (body) disease
  Angeborene Zytomegalie, f
Cytomegaly Cytomegalie, f.; Zytomegalie, f.
Cytometry Zellzählung, f.

D

Damage Schaden, m.
Darier's disease Darier'sche Krankheit, f.
Date of birth Geburtsdatum, n.
Deaf-mutism Taubstummheit, f.
Deafness Taubheit, f.
Death Tod, m.
- **D. rate** Mortalität, f.
Decompression sickness Dekompressions-
  krankheit, f.
Decubitus ulcer Dekubitalgeschwür, n.
deep tief
Defecation Stuhlgang, m.
Deficiency Mangel, m.
Deformity Fehlbildung, f.
Degeneration Degeneration, f.
Degenerative disease Degenerative
  Erkrankung, f.
Delay Verzögerung, f.
Delirium Delir, n.
Delivery Geburt, f.
- **D. complication** Geburtskomplikation, f.
Demand Bedarf, m.
(to) demand anfordern
Dementia Demenz, f.
Demyelinating disease Demyelinisierende
  Erkrankung, f.
Dengue fever Dengue-Fieber, n.
Dental pulp Zahnmark, n.
Dental root Zahnwurzel, f.
Denture Künstliches Gebiss, n.
Depression Depression, f.
Dermatitis Dermatitis, f.
Dermatology Dermatologie, f.
Dermatoses Dermatosen, fpl.
Desinfectant Desinfektionsmittel, n.
Desquamation Abschuppung, f.
Detachment Ablösung, f.
- **D. of placenta** Ablösung der Plazenta, f.
Detergent Waschmittel, n.
(to) deteriorate verschlechtern

Development Entwicklung, f.
Developmental disturbance Entwicklungs-
  störung, f.
Deviation of the nasal septum Nasen-
  septumdeviation, f.
Diabetes insipidus Diabetes insipidus, m.
Diabetes ketoacidosis Diabetische
  Ketoazidose, f.
Diabetes mellitus Diabetes mellitus, m.
Diabetic polyneuropathy Diabetische
  Polyneuropathie, f.
Diabetic retinopathy Diabetische
  Retinopathie, f.
Diagnosis Diagnose, f.
Diagnostic and Statistical Manual
  Entspricht dem ICD 10
Dialysis Dialyse, f.
Diameter Durchmesser, m.
Diaper (AE) Windel, f.
- **D. dermatitis** Windeldermatitis, f.
Diaphragm Zwerchfell, n.
Diaphragmatic hernia Zwerchfellhernie, f.
Diarr(o)ea Diarrhoe, f.; Durchfall, m.
Diet Diät, f.; Ernährung, f.
- **D. consultation** Diät-Beratung, f.
Differential blood count Differentialblutbild,
  n.
Digestion Verdauung, f.
Digestive tract Verdauungstrakt, m.
Dilat(at)ion of the cervix Erweiterung der
  Zervix, f.
Diphtheria Diphtherie, f.
Diplopia Diplopie, f.
Diplopic images Doppelbilder, npl.
Dipstick Teststreifen, m.
Discharge Ausfluss, m.; Entlassung, f.
- **D. against medical advice (AMA)**
  Entlassung gegen ärztlichen Rat, f.
- **D. letter** Arztbrief, m.
- **D. note** Arztbrief, m.

(to) discontinue absetzen (ein Medikament);
beenden (Medikamentengabe)
Discopathy Bandscheibenschaden, m.
(to) discover auffinden
Disease agent Erreger, m.;
Krankheitserreger, m.
Disease carrier Krankheitsüberträger, m.
Disease prevention Krankheitsverhütung, f.
Disease Erkrankung, f.; Krankheit, f.
Disfunction Störung, f.
Disgust Ekel, m.
Dislocation Luxation, f.
Disorder Störung, f.
Disseminated encephalomyelitis Ence-
phalomyelitis disseminata, f.
Disseminated intravascular coagulation
Disseminierte intravasale Gerinnung, f.
Dissociative identity disorder Multiple
Persönlichkeit, f.
Distension Dehnung, f.
District Gebiet, n.
Distorsion Distorsion, f.; Zerrung, f.
Diuretic Diuretikum, n.
Diurnal variation Tagesschwankung, f.
Diverticulitis Divertikulitis, f.
Diverticulosis Divertikulose, f.
Diverticulum Divertikel, n.
Division of ... Abteilung für ..., f.
Doctor Arzt, m.
- D.'s coat Kittel, m.
- D.'s office Dienstzimmer, n.
- D.'s practice Praxis, f.
- D.'s smock Kittel, m.
- D.'s surgery (BE) Praxis, f.
Dog bite Hundebiss, m.
Door Tür, f.
Dorsal root ganglion Spinalganglion, n.
Dorsum Fußrücken, m.

Dose Dosis, f.
Double images Doppelbilder, npl.
Down's syndrome Down-Syndrom, n.
Drainage Drainage, f.
Dressing Verband, m.
Drop Tropfen, m.
Drowning Ertrinken, n.
Drug Mittel, n.
- D. addiction Drogensucht, f.
- D. withdrawal syndrome
Drogenentzugssyndrom, n.
Dryness Trockenheit, f.
Duct Rohr, n.
Ductus choledochus Ductus choledochus,
m.
Dullness Dämpfung, f.
Duodenal obstruction Duodenalverschluss,
m.
Duodenal ulcer Dünndarmgeschwür, n.;
Ulcus duodeni, n.
Duodenitis Duodenitis, f.
Duodenum Duodenum, n.; Zwölffingerdarm,
m.
Dura mater Äußere Hirnhaut, f.
Duty Dienst, m.
(to be on) duty Dienst haben; Nachtdienst
haben
Dwarfism Zwergwuchs, m.
Dysarthria Dysarthrie, f.
Dyscephaly Kopfverformung, f.
Dysentery Ruhr, f.
Dyslexia Dyslexie, f.
Dyspareunia Dyspareunie, f.
Dysphagia Dysphagie, f.
Dysplasia Fehlbildung, f.
Dyspnea Atemnot, f.
- D. on exertion Belastungsdyspnoe, f.
Dysuria Dysurie, f.

E

Ear Ohr, n.
- E., nose, and throat Hals-Nasen-Ohren-, f.
Eardrum Trommelfell, n.
Earhole Ohrloch, n.
Earlobe Ohrläppchen, n.
Earwax Ohrenschmalz, m.
Eating disorder Essstörung, f.
Ebstein('s) anomaly Ebstein-Anomalie, f.
Ebstein-Barr virus Ebstein-Barr-Virus, n.
Echinococcosis Echinococcose, f.
Echocardiography Echokardiographie, f.
Echography Echographie, f.
Eclampsia Eklampsie, f
ectopic ektopisch
Ectopic pregnancy Extrauteringravidität, f.
Ectropion Ektropium, n.

Eczema Ekzem, n.; Hautausschlag, m.
Edema Ödem, n.
Effacement of the cervix Verstreichen der
Zervix, n.
effective wirksam
Efferent urinary tract Ableitende Harnwege,
fpl.
efficient wirksam
Efflorescence Effloreszenz, f.
(to make an) effort anstrengen
Effusion Erguss, m.
Egg Ei (Keimzelle), n.
Ejection fraction Ejektionsfraktion, f.
Elbow Ellbogen, m.
Electrocardiogram (ECG) Elektrokardio-
gramm (EKG), n.

Electroencephalogram (EEG) Elektro-
enzephalogramm (EEG), n.
Electrolyte Elektrolyt, m.
Emaciation Abmagerung, f.
Emboly Embolie, f.
Embryof(o)etopathy Embryofetopathie, f.
Emergency cart (AE) Notfallwagen, m.
Emergency room (AE) Notaufnahme, f.
Emergency trolley (BE) Notfallwagen, m.
Emphysema Emphysem, n.
Empyema Empyem, n.
Enamel Zahnschmelz, m.
Encephalitis Enzephalitis, f.
Encephalocele Enzephalozele, f.
Encephalomyelitis Enzephalomyelitis, f.
Encephalopathy Enzephalopathie, f.
- Hypertensive E. Hypertensive
Enzephalopathie, f.
End-plate Motorische Endplatte, f.
Endocarditis Endokarditis, f.
Endocardium Endokard, n.; Herzinnenhaut,
f.
Endocrinology Endokrinologie, f.
Endometriosis Endometriose, f.
Endometrium Gebärmutterschleimhaut, f.
Endoscopy Endoskopie, f.
Endstage renal disease Terminale Nieren-
insuffizienz, f.
Enophthalmos Enophthalmus, m.
Enteritis Enteritis, f.
Enterovirus Enterovirus, n.
Enzyme Enzym, n.
Eosinophilic fasciitis Eosinophile Fasziitis, f.
Epidemic Epidemie, f.
Epidemic parotitis Mumps, m.
Epididymitis Epididymitis, f.
Epidural h(a)emorrhage Epidurale Blutung,
f.
Epiglottis Kehlkopfdeckel, m.
Epiglottitis Epiglottitis, f.
Epilepsy Epilepsie, f.
Epileptic seizure / fit Epileptischer Anfall, m.
Episiotomy Dammschnitt, m.
Epispadias Epispadie, f.
Epistaxis Epistaxis, f.
Erosion Erosion, f.
Erysipelas Erysipel, n.
Erythema Erythem, n.
- E. nodosum Erythema nodosum, n.
- E. toxicum (neonatorum) Erythema
toxicum neonatorum, n.
Erythrocyte Erythrozyt, m.

- E. sedimentation rate
Blutkörperchensenkungsgeschwindigkeit, f.
(O)Esophageal achalasia
Ösophagusachalasie, f.
(O)Esophageal atresia Ösophagusatresie, f.
(O)Esophageal carcinoma Ösophagus-
karzinom, n.
(O)Esophageal hernia Ösophagushernie, f.
(O)Esophageal varices Ösophagusvarizen,
fpl.
(O)Esophagitis Ösophagitis, f.
Esophagogastroduodenoscopy Ösophago-
gastroduodenoskopie, f.
(O)Esophagus; Gullet Speiseröhre, f.
Essential Hypertension Essentielle
Hypertonie, f.
Essential tremor Essentieller Tremor, m.
Estimated date of confinement Erwarteter
Geburtstermin, m.
Etiology Ätiologie, f.
Eustachian tube Eustachische Röhre, f.
Evaluation Bewertung, f.
Examination Untersuchung, f.
Exanthema Exanthem, n.
excessive übermäßig
Excessive eating Polyphagie, f.
Excitement Erregung, f.
(to) exert anstrengen
Exhibitionism Exhibitionismus, m.
(to) exite aufregen
Exophthalmos Exophthalmus, m.
Expansion Ausdehnung, f.
Explosion Explosion, f.
Extension Extensionshaltung, f.;
Ausdehnung, f.; Verlängerung, f.
External cervical os Äußerer Gebärmutter-
mund, m.
External otitis Otitis externa, f.
Extirpation Exstirpation, f.
Extraocular Muscles Äußere Augenmuskeln,
fpl.
Extrasystole Extrasystole, f.
Extremity Gliedmaße, f.
extrinsic extrinsisch
Eye Auge, n.
- E. brow Augenbraue, f.
Eyeball Augapfel, m.
Eyeground Augenhintergrund, m.
Eyelash Wimper, f.
Eyelid Augenlid, n.
Eyesight Augenlicht, n.

F

Face Gesicht, n.
- F. mask Maske, f.

- F. presentation Gesichtslage, f.
Facial (nerve) paralysis Fazialislähmung, f.

Facial (nerve) paresis Fazialisparese, f.
Factor Faktor, m.
Failure to thrive Gedeihstörungen, f.
Fall Sturz, m.
Faint Ohnmacht, f.
Fallopian tube Eileiter, m.
False teeth Künstliches Gebiss, n.
Family doctor Hausarzt, m.
Family history Familienanamnese, f.
Farmer's lung Farmerlunge, f.
Fasciculations Faszikulationen, fpl.
Fasciitis Fasziitis, f.
fasting nüchtern
Fasting blood sugar Nüchternblutzucker, m.
Fasting value Nüchternwert, m.
Fat Fett, n.
- F. embolism Fettembolie, f.
Fatigability Ermüdbarkeit, f.
Fatigue Müdigkeit, f.
Fatty degeneration of the heart
Herzverfettung, f.
Fatty liver Fettleber, f.
(to) fav(o)ur begünstigen
Febrile convulsion Fieberkrampf, m.
Fecal occult blood test Test auf okkultes
Blut im Stuhl, m.
Female genitals Weibliche
Geschlechtsorgane, npl.
Female sterility Sterilität der Frau, f.
Femoral hernia Femoralishernie, f.
Femoral neck fracture Schenkelhalsfraktur,
f.
Femur Femur, m.
Ferrum Eisen, n.
F(o)etal alcohol syndrome Alkohol-
Embryopathie, f.
F(o)etal attitude Haltung des Fetus, f.
F(o)etal hydrops Hydrops fetalis, m.
F(o)etal lie Lage des Fetus, f.
F(o)etal malnutrition Fetale
Mangelernährung, f.
F(o)etal movements Kindsbewegungen, fpl.
F(o)etal presentation Einstellung des Fetus,
f.
Fetor Gestank, m.
F(o)etus Fetus, m.
Fever Fieber, n.
- F. of unknown origin Fieber unbekannter
Ursache, n.
Fibrillation Flimmern, n.
Fibrinogen Fibrinogen, n.
Fibromatosis Fibromatose, f.
Fibrosclerosis Fibrosklerose, f.
Fibula Wadenbein, n.
Field Gebiet, n.
Findings Befunde, fpl.
Finger Finger, m.

Fingernail Fingernagel, m.
First aid Erste Hilfe, f.
Fissure Fissur, f.
Fissures of the lung Lungenspalte, f.
Flail chest Instabiler Thorax, m.
Flail joint Schlottergelenk, n.
Flank Flanke, f.
Flashlight Taschenlampe, f.
Flatulence Blähungen, fpl.
Flea Floh, m.
Flesh Fleisch, n.
Flexion Beugehaltung, f.
Floaters Mouches volantes, fpl.
Floor Stockwerk, n.
Fluid Liquor, m.; Flüssigkeit, f.
Focus of disease Krankheitsherd, m.
F(o)etal alcohol syndrome Alkohol-
Embryopathie, f.
F(o)etal attitude Haltung des Fetus, f.
F(o)etal hydrops Hydrops fetalis, m.
F(o)etal lie Lage des Fetus, f.
F(o)etal malnutrition Fetale
Mangelernährung, f.
F(o)etal movements Kindsbewegungen, fpl.
F(o)etal presentation Einstellung des Fetus,
f.
F(o)etus Fetus, m.
Follicular cyst of ovary Follikelzyste des
Ovars, f.
Follow-up Verlaufskontrolle, f.
- F.-u. examination Nachuntersuchung, f.
Fontanel(le) Fontanelle, f.
Food poisoning Lebensmittelvergiftung, f.
Foot Fuß, m.
Forceps Pinzette, f.
- F. delivery Zangenextraktion, f.
Forearm Unterarm, m.
Forehead Stirn, f.
Foreign body Fremdkörper, m.
- F. b. aspiration Fremdkörperaspiration, f.
Form of administration Darreichungsform, f.
Fornication Ameisenlaufen, n.
Fracture Bruch, m.; Fraktur, f.
- F. of the bridge of nose Nasenbeinfraktur,
f.
- F. of the cranial vault Schädeldachfraktur,
f.
Fragile X syndrome Fragile X-Syndrom, n.
Fremitus Stimmfremitus, m.
Frequency Frequenz, f.; Häufigkeit, f.
Fresh Frozen Plasma Fresh Frozen Plasma,
n.
Frontal bone Stirnbein, n.
Frontal lobe Frontallappen, m.
Frontal sinus Stirnbeinhöhle, f.
Frontal sinusitis Stirnhöhlenentzündung, f.

Frontotemporal dementia Frontotemporale Demenz, f.
Frostbite Erfrierung, f.
Full beard Vollbart, m.
Full range of motion voll beweglich

Fundus of the eye Augenhintergrund, m.
Functional test Funktionsprüfung, f.
Fungal disease Pilzerkrankung, f.
Fungus Pilz, m.
Furuncle Furunkel, n.

G

Gain Zunahme, f.
Gait disturbance Gangstörung, f.
Galactorrhea Galaktorrhoe, f.
Gall bladder stone Gallenblasenstein, m.
Gall gravel Gallengrieß, m.
Gall stone colic Gallensteinkolik, f.
Gallbladder Gallenblase, f.
- **G. carcinoma** Gallenblasenkarzinom, n.
Gallstone ileus Gallensteinileus, m.
Gamma-glutamyl transpeptidase Gamma-GT, f.
Ganglion Ganglion, n.
Gangrene Gangrän, f.
Gas gangrene Gasbrand, m.
Gastric acid Magensäure, f.
Gastric carcinoma Magenkarzinom, n.
Gastric dilatation Magendilatation, f.
Gastric diverticulum Magendivertikel, m.
Gastric juice Magensaft, m.
Gastric lavage Magenspülung, f.
Gastric ulcer Ulcus ventriculi, n.
Gastritis Gastritis, f.
Gastroenterology Gastroenterologie, f.
Gastroesophageal reflux disease Gastro-ösophageale Refluxkrankheit, f.
Gastroscopy Gastroskopie, f.
General an(a)esthesia Vollnarkose, f.
General condition Allgemeinzustand, m.
General examination Allgemeine Unter-suchung, f.
General Medical Council Entspricht der Ärztekammer (BE)
General medical examination Ärztliche Allgemeinuntersuchung, f.
General Practitioner Allgemeinarzt, m.
General psychiatric examination Allgemeine psychiatrische Untersuchung, f.
Genetic counseling Genetische Beratung, f.
Genital Geschlechtsorgan, n.
genitourinary urogenital-
German measles Röteln, f.
Gestational age Gestationsalter, n.; Schwangerschaftsalter, m.
Gestational diabetes mellitus Diabetes mellitus in der Schwangerschaft, m.
Gestational (o)edema Schwangerschafts-ödem, n.
Gestational hypertension Gestations-hypertonie, f.

Gestational proteinuria Schwangerschafts-proteinurie, f.
Gi(g)antism Riesenwuchs, m.
Giant-cell arteritis Riesenzellarteriitis, f.
(Gilles de la) Tourette('s) syndrome Gilles de la Tourette-Syndrom, n.
Gingiva Zahnfleisch, n.
Girl Mädchen, n.
Girth of chest Brustumfang, m.
Gland Drüse, f.
Glans Eichel, f.
Glasgow coma scale Glasgow Koma Skala, f.
Glaucoma Glaukom, n.
Glomerular filtration rate Glomuläre Filtrationsrate, f.
Gloves Handschuhe, mpl.
Glucose Glukose, f.
Glucosuria Zucker im Urin, m.
Gluten-induced enteropathy Glutenentero-pathie, f.
Glycosuria Zucker im Urin, m.
Goiter Struma, f.
Gonarthrosis Gonarthrose, f.
Gonorrh(o)ea Gonorrhoe, f.
Goose bumps Gänsehaut, f.
Gooseflesh Gänsehaut, f.
Gout Gicht, f.
- **G. sufferer** Gichtkranker, m.
Gown Kittel, m.
Grand mal seizure Grand-mal-Anfall, m.
Granulocyte Granulozyt, m.
Graves' disease Morbus Basedow, m.
Great toe Großzehe, f.
Greater Omentum Großes Netz, n.
Grinder Backenzahn, m.
Grinding of teeth Zähneknirschen, n.
Groin Leiste, f.; Leistenbeuge, f.
Guaiac (smear) test Haemoccult-Test, m.
(to) guard bewachen
Guillain-Barré syndrome Guillain-Barré-Syndrom, n.
Gullet Speiseröhre, f.
Gums Zahnfleisch, n.
Gunshot Schuss, m.
- **G. wound** Schusswunde, f.
Gutta Tropfen, m.
Gyn(a)ecological examination Gynäko-logische Untersuchung, f.

Gyn(a)ecology Gynäkologie, f.

Gyrus Hirnwindung, f.

H

Haemangioma Hämangiom, n.
Haematothorax Hämatothorax, m.
Haemarthrosis Hämarthros, n.
Haematology Hämatologie, f.
Haematoma Hämatom, n.
Haematuria Hämaturie, f.
Haemoccult test Haemoccult-Test, m.
Haemoculture Blutkultur, f.
Haemodialysis Blutwäsche, f.
Haemoglobin Hämoglobin, n.
Haemogram Blutbild, n.
Haemopericardium Hämoperikard, n.
Haemophilus influenzae Haemophilus
   influenza, m.
Haemoptysis Hämoptoe, f.
Haemorrhage Blutung, f.
- (Intra-) Cerebral H. Hirnblutung, f.;
   Intrazerebrale Blutung, f.
- Intravitreal H. Glaskörperblutung, f.
Haemorrhoidal node Hämorrhoidalknoten,
   m.
Haemorrhoids Hämorrhoiden, fpl.
Haemothorax Hämatothorax, m.
Habitual dislocation Habituelle Luxation, f.
Habitual luxation Habituelle Luxation, f.
Hair Haar, n.
- H. loss Haarausfall, m.
Half life Halbwertzeit, f.
Hallucination Halluzination, f.
Hallux Großzehe, f.
- H. rigidus Hallux rigidus, m.
- H. valgus Hallux valgus m.
Hand Hand, f.
Hanger Kleiderbügel, m.
Hanging Erhängen, n.
Hansen's disease Lepra, f.
Hard palate Harter Gaumen, m.
Hare lip Hasenscharte, f.
Head Kopf, m.
- H. physician Chefarzt, m.
Headache Kopfschmerz, m.
Head physician Chefarzt, m.
Healing Heilung, f.
Health Gesundheit, f.
- H. insurance Krankenversicherung, f.
- H. insurance card Krankenschein, m.
- H. insurance company Krankenkasse, f.
- H. (insurance) fund Krankenkasse, f.
Hearing Gehör, n.
- H. defect Hörstörung, f.
- H. test Hörprüfung, f.
Heart Herz, n.
- H. attack Herzinfarkt, m.

- H. burn Sodbrennen, n.
- H. catheter Herzkatheter, m.
- H. chamber Herzkammer, f.
- H. defect Herzvitium, n.
- H. failure Herzversagen, n.
- H. murmur Herzgeräusch, n.
- H. oppression Herzbeklemmung, f.
- H. sac Herzbeutel, m.
- H. valve Herzklappe, f.
Heart-lung machine Herz-Lungenmaschine,
   f.
Heat stroke Hitzschlag, m.
Heat Wärme, f.
Heberden's nodes Heberden-Knoten, m.
Heel Ferse, f.
Height Höhe, f.; Größe, f.
Hemangioma Hämangiom, n.
Hematothorax Hämatothorax, m.
Hemarthrosis Hämarthros, n.
Hematocrit Hämatokrit, m.
Hematology Hämatologie, f.
Hematoma Hämatom, n.
Hematuria Hämaturie, f.
Hemiplegia Hemiplegie, f.
Hemoccult test Haemoccult-Test, m.
Hemoculture Blutkultur, f.
Hemodialysis Blutwäsche, f.
Hemoglobin Hämoglobin, n.
Hemogram Blutbild, n.
Hemopericardium Hämoperikard, n.
Hemophilus influenzae Haemophilus
   influenza, m.
Hemoptysis Hämoptoe, f.
Hemorrhage Blutung, f.
- Intravitreal H. Glaskörperblutung, f.
Hemorrhoidal node Hämorrhoidalknoten, m.
Hemorrhoids Hämorrhoiden, fpl.
Hemothorax Hämatothorax, m.
Hepatic abscess Leberabszess, m.
Hepatic failure Leberversagen, n.
Hepatic infarct Leberinfarkt, m.
Hepatic lope Leberlappen, m.
Hepatitis Hepatitis, f.
Hepatocellular carcinoma Leberzell-
   karzinom, n.
Hepatocirrhosis Leberzirrhose, f.
Hepatorenal syndrome Hepatorenales
   Syndrom, n.
hereditary erblich
Hereditary ataxia Hereditäre Ataxie, f.
Hereditary disease Erbliche Erkrankung, f.
Hernia Hernie, f.
- Incarcerated H. Inkarzerierte Hernie, f.

- **Incisional H.** Narbenbruch, m.
- **(Not) Reducible H.** (Nicht) Reponierbare Hernie, f.
Herniated disc (BE) / disk (AE) Bandscheibenvorfall, m.
Herpes Herpes, m.
- **H. simplex** Herpes simplex, m.
- **H. zoster** Herpes zoster, m.
Hiatal hernia Hiatushernie, f.
Hiccup Singultus, m.
High blood pressure Bluthochdruck, m.
High blood sugar Erhöhter Blutzucker, m.
High longitudinal position Hoher Geradstand, m.
High-risk pregnancy Risikoschwangerschaft, f.
Hip Hüfte, f.
- **H. joint** Hüftgelenk, n.
Hirschsprung's disease Hirschsprung-Krankheit, f.
Hirsutism Hirsutismus, m.
History of Zustand nach
- **H. of present illness** Aktuelle Beschwerden, f.
HIV HIV, n.
Hives Nesselfieber, n.; Urtikaria, f.
Hodgkin's disease Hodgkin-Krankheit, f.
Hook Haken, m.
Hookworm Hakenwurm, m.
Hordeolum Hordeolum, n.
Hormonal disease Hormonelle Erkrankung, f.
Hormone Hormon, n.
Hospital Krankenhaus, n.
- **H. aisle** Gang, m.
- **H. costs** Krankenhauskosten, fpl.
- **H. stay** Krankenhausaufenthalt, m.
Hospitalisation (BE); Hospitalization (AE) Krankenhauseinweisung, f.
House Officer (BE) Assistenzarzt, m.
Human Mensch, m.
Humerus Oberarmknochen, m.
Huntington's chorea Chorea Huntington, f.
Huntington's disease Chorea Huntington, f.
Hydatid disease Hundebandwurmkrankheit, f.

Hydatidiform mole Blasenmole, f.
Hydrocele Hydrozele, f.
Hydrocephalus Hydrozephalus, m.
Hydronephrosis Hydronephrose, f.
Hydroureter Hydroureter, m.
Hymen Jungfernhäutchen, n.
Hyoid (bone) Zungenbein, n.
Hyperactivity Hyperaktivität, f.
- **H. disorder** Hyperaktivitätssyndrom, n.
Hyperaldosteronism Hyperaldosteronismus, m.
Hyperemesis gravidarum Hyperemesis gravidarum, f.
Hyperglycemia Erhöhter Blutzucker, m.
Hyperkalemia Hyperkaliämie, f.
Hyperkeratotic plaques Hyperkeratotische Plaques, fpl.
Hyperlipidemia Hyperlipidämie, f.
Hyperparathyroidism Hyperparathyreoidismus, m.
Hyperpotassemia Hyperkaliämie, f.
Hypertelorism Hypertelorismus, m.
Hypertension Hypertonie, f.
Hypertensive encephalopathy Hypertensive Enzephalopathie, f.
Hyperthyroidism Hyperthyreose, f.
Hypertrophic pyloric stenosis Hypertrophische Pylorusstenose, f.
Hyperventilation Hyperventilation, f.
Hypha Hyphe, f.
Hypochondria(sis) Hypochondrie, f.
Hypoglycemia Hypoglykämie, f.
Hypokalemia Hypokaliämie, f.
Hypoparathyroidism Hypoparathyreoidismus, m.
Hypophysis Hypophyse, f.
Hypopituitarism Hypophyseninsuffizienz, f.
Hypopotassemia Hypokaliämie, f.
Hypospadias Hypospadie, f.
Hypotension Hypotonie, f.
Hypothermia Hypothermie, f.
Hypovol(a)emic shock Hypovolämischer Schock, m.
Hysterectomy Hysterektomie, f.

I

I. V. Cannula Infusionsnadel, f.
Icterus Ikterus, m.
Ileostoma Ileostoma, n.
Ileum Ileum, n.
Ileus Ileus, m.
Illness Erkrankung, f.; Krankheit, f.
Image Bild, n.
Immaturity Unreife, f.

Immobility Unbeweglichkeit, f.
immoderate übermäßig
Immune complex Immunkomplex, m.
Immune reaction Immunantwort, f.
Immune response Immunantwort, f.
Immunity Immunität, f.
Immunoglobulin Immunglobulin, m.
Immunoreaction Immunreaktion, f.

Immunosuppression Immunsuppression, f.
Impacted cerumen Cerumen obturans, n.
Impaired consciousness Bewusstsein-
störung, f.
Impairment Verschlechterung, f.
Impetigo Impetigo, m.
- l. contagiosa Impetigo contagiosa, f.
Impotence Impotenz, f.
- l. of organic origin Impotenz organischen
Ursprungs, f.
In for observation / suspicion of illness
Beobachtung bei Verdacht auf Krankheit, f.
In vitro fertilisation (BE); In vitro
fertilization (AE) In-vitro-Fertilisation, f.
Incarcerated hernia Inkarzierte Hernie, f.
Incision Inzision, f.
Incisional hernia Narbenbruch, m.
Incisor Schneidezahn, m.
Incompatibility reaction Unverträg-
lichkeitsreaktion, f.
Incontinence Inkontinenz, f.
Increase Erhöhung, f.
incurable unheilbar
Index finger Zeigefinger, m.
Indigestion Magenverstimmung, f.
Indwelling catheter Braunüle, f.
Infantile paralysis Kinderlähmung, f.
Infectiology Infektiologie, f.
Infection Infektion, f.
Infectious mononucleosis Infektiöse
Mononukleose, f.
Infertility Unfruchtbarkeit, f.
Inflammation Entzündung, f.
- l. of the middle ear Mittelohrentzündung, f.
inflammatory entzündlich
Inflammatory disease Entzündliche
Erkrankung, f.
Inflammatory polyarthropathy Entzündliche
Polyarthropathie, f.
Influenza Grippe, f.
Infusion Infusion, f.
- l. bottle Infusionsflasche, f.
- l. stand Infusionsständer, m.
Ingrown nail Unguis incarnatus, m.
Inguinal hernia Leistenhernie, f.
Inguinal ligament Leistenband, n.
Inguinal region Leistengegend, f.
Inhalation anthrax Lungenmilzbrand, m.
Injection Injektion, f.; Spritze, f.
Injury Verletzung, f.
Inner ear Innenohr, n.
INR value INR-Wert, m.
Insect bite Insektenstich, m.
Insect sting Insektenstich, m.
Insemination Befruchtung, f.
Insensible perspiration Perspiratio
insensibilis, f.

Insomnia Schlaflosigkeit, f.
Instable chest wall Instabiler Thorax, m.
Insufficiency Insuffizienz, f.
Insulin Insulin, n.
- l. dosage Insulindosierung, f.
Insurance Versicherung, f.
Intelligence Intelligenz, f.
Intensive care unit Intensivstation, f.
Interdental space Zahnzwischenraum, m.
Interdigital space Fingerzwischenraum, m.
Intermenstrual pain Mittelschmerz, m.
Intermittent claudication Claudicatio
intermittens, f.
Internal ear Innenohr, n.
Interocular distance Augenabstand, m.
Interstice Interstitium, n.
Interstitial pneumonia interstitielle
Pneumonie, f.
Interstitium Interstitium, n.
Intervertebral disc (BE) / disk (AE) Band-
scheibe, f.
- l. d. damage Bandscheibenschaden, m.
- l. d. degeneration Bandscheiben-
degeneration, f.
Intestinal anthrax Darmmilzbrand, m.
Intestinal fistula Darmfistel, f.
Intestinal loop Dünndarmschlinge, f.
Intestinal obstruction Ileus, m.
Intestinal parasite Darmparasit, m.
Intracranial injury Intrakranielle Verletzung,
f.
Intracranial pressure Hirndruck, m.
Intracranial space-occupying lesion Intra-
kranielle Raumforderung, f.
Intramuscular injection Intramuskuläre
Injektion, f.
Intrauterine device Spirale, f.
Intrauterine growth retardation Intrauterine
Mangelentwicklung, f.
Intrauterine pregnancy Intrauterine
Schwangerschaft, f.
Intravenous drug abuse Intravenöse
Drogenabhängigkeit, f.
Intravenous injection Intravenöse Injektion,
f.
Intravenous line Intravenöser Zugang, m.
(to place an) intravenous line Zugang legen
Intravitreal h(a)emorrhage Glaskörper-
blutung, f.
Intubation Intubation, f.
Intussusception Invagination, f.
Invalid walker Gehhilfe, f.
Iodine Iod, n.
Iridocyclitis Iridozyklitis, f.
Iris Regenbogenhaut, f.
Iron Eisen, n.
- l. deficiency Eisenmangel, m.

Iron deficiency an(a)emia Eisenmangel-
anämie, f.
- **I. saturation** Eisensättigung, f.
(to) irradiate ausstrahlen
Irregular cycle Unregelmäßiger Zyklus, m.
Irritable bowel disease Colon irritabile, n.;
Reizdarmsyndrom, n.
Irritable colon disease Colon irritabile, n.;
Reizdarmsyndrom, n.
Isch(a)emia Ischämie, f.

Isch(a)emic heart disease Ischämische
Herzkrankheit, f.
Ischialgia Ischialgie, f.
Ischium Ischium, n.
Islet cells Inselzellen, fpl.
Issuance of a medical certification Aus-
stellung einer ärztlichen Bescheinigung, f.
Isthmus Enge, f.; Isthmus, m.
Itch Krätze, f.
Itching Jucken, n.

J

Jaundice Ikterus, m.
Jejunum Jejunum, n.
Joint Gelenk, n.
- **J. capsule** Gelenkkapsel, f.
- **J. cavity** Gelenkhöhle, f.
- **J. contracture** Gelenkkontraktur, f.

- **J. effusion** Gelenkerguss, m.
Jugular vein Jugularisvene, f.
Jugular venous distension
Halsvenenstauung, f.
Juvenile ankylosing spondylitis Juvenile
Spondylitis ankylosans, f.

K

Kaposi's sarcoma Kaposi Sarkom, n.
Kawasaki disease Kawasaki-Syndrom, n.
Kawasaki syndrome Kawasaki-Syndrom, n.
Keloid Keloid, n.
Keratitis Keratitis, f.
Keratoconjunctivitis Keratokonjunktivitis, f.
Kernicterus Kernikterus, m.
Ketoacidosis Ketoazidose, f.
Kidney Niere, f.
- **K. function test** Nierenfunktionsprüfung, f.
- **K. stone** Nierenstein, m.
Kinetosis Kinetose, f.

Klebsiella Klebsiella, f.
Klinefelter's syndrome Klinefelter-Syndrom,
n.
Knee Knie, n.
- **K. joint** Kniegelenk, n.
Kneecap Kniescheibe, f.
Knife wound Messerstich, m.; Stichwunde, f.
Knuckle Fingerknöchel, m.
Koplik's spots Koplik'sche Flecken, mpl.
Kypho-Scoliosis Kypho-Skoliose, f.
Kyphosis Kyphose, f.

L

Lab(oratory) technician Laborant, m.
Labia (pudendi) Schamlippen, fpl.
- **L. majora** Große Schamlippen, fpl.
- **L. minora** Kleine Schamlippen, fpl.
Labor room Kreißsaal, m.
Laboratory (Lab) Labor, n.
- **L. findings** Laborergebnis, n.
- **L. parameter** Laborparameter, m.
- **L. technician** Laborant, m.
- **L. test** Labortest, m.; Laboruntersuchung, f.
Labo(u)r Arbeit, f.; Anstrengung, f.
- **L. pain** Geburtsschmerzen, mpl.; Wehe, f.
- **L. room** Kreißsaal, m.
Lacrimal bone Tränenbein, n.
Lacrimal gland Tränendrüse, f.
Lacrimal sac Tränensack, m.
Lacrimation Tränenfluss, m.
Lactation Laktation, f.
Lactose intolerance Laktoseintoleranz, f.

Lamp Lampe, f.
Lanugo (hair) Lanugobehaarung, f.
Laparoscopy Laparoskopie, f.
Large intestine Dickdarm, m.
Laryngeal (o)edema Larynxödem, n.
Laryngitis Laryngitis, f.
Laryngospasm Laryngospasmus, m.
Larynx Kehlkopf, m.
Last menstrual period Letzte Periode, f.
Lateral sclerosis Lateralsklerose, f.
Lavatory Toilette, f.
Lead poisoning Vergiftung durch Blei, f.
Learning disability Intelligenzminderung, f.
Lecture room Hörsaal, m.
Left bundle branch block Linksschenkel-
block, m.
Left ventricular hypertrophy Linksventriku-
läre Hypertrophie, f.

Left-sided heart failure
Linksherzinsuffizienz, f.
Leg Bein, n.
- **L. ulcer** Ulcus cruris, n.
Legionellosis Legionellose, f.
Leishmaniasis Leishmaniose, f.
Lens Linse, f.
**Leopold's maneuvres (BE) / manoeuvers
(AE)** Leopoldscher Handgriff, m.
Leper Leprakranker, m.
Leprosy Lepra, f.
Leptomeninges Weiche Hirnhaut, f.
Leptospirosis Leptospirose, f.
Lesser omentum Kleines Netz, n.
Leukemia Leukämie, f.
Leukocyte Leukozyt, m.
Leukocytosis Leukozytose, f.
Leukodystrophy Leukodystrophie, f.
Leukopenia Leukopenie, f.
Level Level, n.; Höhe, f.; Niveau, n.
Lichen (ruber) planus Lichen ruber planus,
m.
(to) lift anheben
Ligament Band, n.
- **L. rupture** Bänderriss, m.
- **L. strain** Bänderzerrung, f.
Light switch Lichtschalter, m.
Limb Gliedmaße, f.
Limit Schranke, f.
Line Zugang, m.
Lip Lippe, f.
Lipid Fett, n.
Liquid Flüssigkeit, f.
Liquor Rückenmarksflüssigkeit, f.
Listeriosis Listeriose, f.
Little finger Kleiner Finger, m.
Liver Leber, f.
- **L. abscess** Leberabszess, m.
- **L. cirrhosis** Leberzirrhose, f.
- **(Chronic) L. congestion** Stauungsleber, f.
- **L. enzyme** Leberenzym, n.
- **L. failure** Leberversagen, n.
- **L. fibrosis** Leberfibrose, f.
- **L. function test** Leberfunktionsprüfung, f.
- **L. infarct** Leberinfarkt, m.
- **(Organic) L. transplantation** Lebertrans-
plantation, f.
- **L. values** Leberwerte, mpl.

Lobar pneumonia Lobärpneumonie, f.
Lobe of the lung Lungenflügel, m.;
Lungenlappen, m.
Local an(a)esthetic Lokales Anästhetikum,
n.
(to) locate auffinden
Lochia Lochien, fpl.
Lockjaw Mundsperre, f.; Kiefersperre, f.
Logop(a)edic therapy Logopädische
Behandlung, f.
Longitudinal lie Längslage, f.
Longitudinal position Geradstand, m.
Loo (BE) Klo, n.
Loop diuretic Schleifendiuretikum, n.
Loop of the small intestine Dünndarm-
schlinge, f.
Lordosis Lordose, f.
Loss of blood Blutverlust, m.
Loss of consciousness Bewusstseins-
verlust, m.
Loss of power Leistungsabfall, m.
Lotion Lotion, f.
Louse (pl: Lice) Laus, f.
Low blood sugar Hypoglykämie, f.
Lower extremity Untere Extremität, f.
Lower jaw Unterkiefer, m.
Lower leg Unterschenkel, m.
Lubricant Gleitmittel, n.
Lumbago Lumbago, f.
Lumbar puncture Lumbalpunktion, f.
Lunch tray Essenstablett, n.
Lunchroom Kantine, f.
Lung Lunge, f.
Lupus erythematosus Lupus
erythematodes, m.
Luxation Luxation, f.
Lyme disease Lyme-Krankheit, f.
Lymph Lymphe, f.
- **L. node** Lymphknoten, m.
- **L. (-atic) vessel** Lymphgefäß, n.
Lymphadenitis Lymphadenitis, f.
Lymphangioma Lymphangiom, n.
Lymphatic leukemia Lymphatische
Leukämie, f.
Lymph(o)edema Lymphödem, n.
Lymphocyte Lymphozyt, m.
Lymphoma Lymphom, n.
Lysis Lyse, f.

M

Macroglossia Makroglossie, f.
Macula Makula, f.
Macular degeneration Degeneration der
Makula, f.
Maggot Made, f.

Magnetic resonance imaging Magnet-
resonanztomographie, n.
Maidenhead Jungfernhäutchen, n.
Malabsorption Malabsorption, f.
Malaria Malaria, f.

Male genitals Männliche Geschlechtsorgane, npl.
Male sterility Sterilität des Mannes, f.
Malformation Missbildung, f.
malignant bösartig
Malignant growth Bösartige Neubildung, f.
Malignant melanoma (of the skin) Bösartiges Melanom (der Haut), n.
Malingerer Simulant, m.
Malleolus Fußknöchel, m.
Mallory-Weiss Syndrome Mallory-Weiss-Syndrom, n.
Malnutrition Mangelernährung, f.
Mamilla Brustwarze, f.
Mamma Busen, m.
Mammary gland Brustdrüse, f.
Man Mann, m.; Mensch, m.
Mandible Unterkiefer, m.
Maneuver Handgriff, m.
Mania Manie, f.
Marfan's syndrome Marfan-Syndrom, n.
Margin Grenze, f.
Marital status Familienstand, m.
Marker Marker, m.
Mask Maske, f.
- **Oxygen M.** Sauerstoffmaske, f.
Mass Masse, f.
Masticatory apparatus Kauapparat, m.
Masticatory muscle Kaumuskel, m.
Mastoid Mastoid, m.
Mastoiditis Mastoiditis, f.
Mattress Matratze, f.
Mature neonate Reifgeborenes, n.
Mawworm Spulwurm, m.
Maxillary sinus Kieferhöhle, f.
Maxillary sinusitis Kiefernhöhlen-entzündung, f.
(to) mean bedeuten
Measles Masern, f.
Meckel's diverticulum Meckel-Divertikel, n.
Meconium Mekonium, n.
- **M. aspiration** Mekoniumaspiration, f.
- **M. ileus** Mekoniumileus, m.
Medical history Anamnese, f.; Krankengeschichte, f.; Vorgeschichte, f.
Medical record Krankenblatt, n.; Krankengeschichte, f.
Medical report Krankenbericht, m.
Medicament Medikament, n.
Medicine Medizin, f.
Medium of choice Mittel der Wahl, n.
Megacolon Megakolon, n.
Melanoma Melanom (der Haut), n.
Melasma Chloasma, n.
Melena Melaena, f.
Member of Royal College (BE) Facharzt(prüfung)

Membrane Membran, f.
Memory Erinnerung, f.
Ménière's disease Ménière-Krankheit, f.
Meninges (Sgl.: Meninx) Hirnhaut, f.
Meningism Meningismus, m.
Meningitis Meningitis, f.
Meningococcal infection Meningo-kokkeninfektion, f.
Meniscus damage Meniskusschädigung, f.
Meniscus tear Meniskusriss, m.
Menopausal / Climacteric disorder Klimakterische Störung, f.
Menopause Menopause, f.
Menstruation Menstruation, f.
Mental retardation Intelligenzminderung, f.
Mental state examination Untersuchung des Geisteszustandes, f.
Merseburg triad Greggsche Trias, f.; Merseburger Trias, f.
Mesentery Mesenterium, n.
Mesothelioma Mesotheliom, n.
Metabolism Stoffwechsel, m.
Methicillin resistant staphylococcus aureus Methicillinresistenter Staphylococcus aureus, m.
Method Weg, m.
Microcephaly Mikrozephalie, f.
Micturition Miktion, f.
Middle ear Mittelohr, n.
Midriff Zwerchfell, n.
Midstream urine Mittelstrahlurin, m.
Midwife Hebamme, f.
Migraine Migräne, f.
Milk Milch, f.
- **M. tooth** Milchzahn, m.
Mini mental state examination Mini Mental Status, m.
Minimal inhibiting concentration Minimale inhibierende Konzentration, f.
Mirror Spiegel, m.
Miscarriage Spontanabort, m.
Missed abortion Missed abortion, f.
Mitral (valve) insufficiency Mitralklappeninsuffizienz, f.
Mitral (valve) prolapse Mitralklappenprolaps, m.
Mitral regurgitation Mitralklappen-insuffizienz, f.
Mitral (valve) stenosis Mitralklappenstenose, f.
Mitral valve Mitralklappe, f.
Mnemonic Eselsbrücke, f.
mobile beweglich
Mobility Beweglichkeit, f.
Molar Backenzahn, m.
Mole Leberfleck, m.
Monocyte Monozyt, m.

Mood Affekt, m.; Stimmung, f.
Moon face Vollmondgesicht, n.
Morbidity (rate) Morbidität, f.
Morbidity and Mortality (Round) Morbi-
  ditäts- und Mortalitätskonferenz, f.
Mortality Mortalität, f.
Motion sickness Kinetose, f.
Motor end-plate Motorische Endplatte, f.
Motor vehicle accident Autounfall, m.
M(o)ustache Oberlippenbart, m.
Mouth Mund, m.
Mouth-to-mouth resuscitation Mund-zu-
  Mund-Beatmung, f.
movable beweglich
Movement Bewegung, f.
Muc(o)us Schleim, m.
Mucosa Schleimhaut, f.
Muc(o)us membrane Schleimhaut, f.
Multipara Frau, die mehrfach geboren hat, f.
Multiple birth Mehrlingsgeburt, f.
Multiple drug dependance Polytoxikomanie,
  f.
Multiple organ failure Multiorganversagen,
  n.
Multiple personality disorder Multiple
  Persönlichkeit, f.
Multiple pregnancy Mehrlingsschwanger-
  schaft, f.
Multiple sclerosis Multiple Sklerose, f.
Multiple trauma Polytrauma, n.
Multiplication Vervielfachung, f.
Mumps Mumps, m.

Murmur Geräusch, n.
- **Heart M.** Herzgeräusch, n.
Muscle Muskel, m.
- **M. ache** Muskelkater, m.
- **M. atrophy** Muskelschwund, m.
- **M. disease** Muskelerkrankung, f.
- **M. insertion** Muskelansatz, m.
- **M. rupture** Muskelriss, m.
- **M. strain** Muskelzerrung, f.
- **M. tear** Muskelriss, m.
- **M. wasting** Muskelschwund, m.
Muscular atrophy Muskelatrophie, f.;
  Muskelschwund, m.
Musculoskeletal system Bewegungs-
  apparat, m.
Mustache Oberlippenbart, m.
Mutism Stummheit, f.
Myalgia Myalgie, f.
Myasthenia gravis Myasthenia gravis, f.
Mycobacteria Mykobakterien, npl.
Mycosis Mykose, f.
Myelitis Myelitis, f.
Myelogenous leukemia Myeloische
  Leukämie, f.
Myocardial infarction Myokardinfarkt, m.
Myocarditis Myokarditis, f.
Myocardium Myokard, n.
Myoclonus Myoklonus, m.
Myopia Myopie, f.
Myositis Myositis, f.
Myx(o)edema Myxödem, n.

N

N(a)evus Naevus, m.
Nailbed Nagelbett, n.
Nanism Zwergwuchs, m.
Nape Nacken, m.
Napkin (BE) Windel, f.
Narcolepsy Narkolepsie, f.
Narcotic Betäubungsmittel, n.
Nasal ala Nasenflügel, m.
Nasal cartilage Nasenknorpel, m.
Nasal cavity Nasenhöhle, f.
Nasal mucosa Nasenschleimhaut, f.
Nasal polyp Nasenpolyp, m.
Nasal septum Nasenscheidewand, f.
National Health Services (BE) Staatliches
  Gesundheitswesen, n.
National insurance (BE) Sozialversicherung,
  f.
Nausea Brechreiz, m.; Übelkeit, f.
Navel Nabel, m.
Neck Hals, m.
- **N. of tooth** Zahnhals, m.
Necrosis Nekrose, f.

Necrotising (BE) / Necrotizing (AE) fasciitis
  Nekrotisierende Fasziitis, f.
Need Bedarf, m.
Needle Nadel, f.
- **N. holder** Nadelhalter, m.
Neglect Vernachlässigung, f.
Neonate Neugeborenes, n.
Neonatology Neonatologie, f.
Neoplasia Neoplasie, f.
Neoplasm Bösartige Neubildung, f.
Nephrology Nephrologie, f.
Nephrotic syndrome Nephrotisches
  Syndrom, n.
Nerve Nerv, m.
- **N. pathway** Nervenbahn, f.
Nervous system Nervensystem, n.
Nervousness Nervosität, f.
Nettle rash Nesselfieber, n.
Neuralgia Neuralgie, f.
Neuralgic amyotrophy Neuralgische
  Amyotrophie, f.
Neuritis Neuritis, f.

Neurodermatitis Neurodermitis, f.
Neurology Neurologie, f.
Neurosis (Pl.: Neuroses) Neurose, f.
Newborn Neugeborenes, n.
Night Nacht, f.
- **N. blindness** Nachtblindheit, f.
- **N. duty** Nachtdienst, m.
- **N. gown** Nachthemd, n.
- **N. service** Nachtdienst, m.
Nightmare Alptraum, m.
Nipple Brustwarze, f.
Nocturia Nykturie, f.
Node Knoten, m.
Non-Hodgkin's lymphoma Non-Hodgkin-Lymphom, n.
Nonsteroidal anti-inflammatory drugs Nichtsteroidale Antiphlogistika, npl.
Nontropical sprue Zöliakie, f.

Normal pressure hydrocephalus Normaldruckhydrocephalus
Normal value Normwert, m.
Nose Nase, f.
Nosebleed Nasenbluten, n.
Nostril Nasenloch, n.
Notebook Notizbuch, n.
nothing per os nüchtern
Nullipara Frau, die noch nicht geboren hat, f.
Nurse Krankenschwester, f.
Nurses room Schwesternzimmer, n.
Nursing (care) Krankenpflege, f.
Nursing staff Krankenpflegepersonal, n.; Pflegepersonal, n.
Nutrition Ernährung, f.
Nutritional condition Ernährungszustand, m.
Nystagmus Nystagmus, m.

O

Obesity Adipositas, f.
- **Centripetal O.** Stammfettsucht, f.
- **Truncal O.** Stammfettsucht, f.
Observation Beobachtung, f.
(to) observe beobachten
Obsessive-compulsive disorder Zwangsstörung, f.
Obstetrics Geburtshilfe, f.
(to) obstruct blockieren
Obstructed labo(u)r Geburtshindernis, n.
Obstruction of the auditory tube Verschluss der Tuba auditiva, m.
Obstructive pulmonary diseases Obstruktive Lungenerkrankung, f.
Obstructive uropathy Harnröhrenverschluss, m.
Occlusion Verschluss, m.
- **O. of the central artery of the retina** Verschluss der A. centralis retinae, m.
Occupational therapist Ergotherapeut, m.
Occupational therapy Ergotherapie, f.
Ocular chamber Augenkammer, f.
(O)Esophageal achalasia Ösophagusachalasie, f.
(O)Esophageal atresia Ösophagusatresie, f.
(O)Esophageal carcinoma Ösophaguskarzinom, n.
(O)Esophageal hernia Ösophagushernie, f.
(O)Esophageal varices Ösophagusvarizen, fpl.
(O)Esophagitis Ösophagitis, f.
(O)Esophagus Speiseröhre, f.
Ointment Salbe, f.
old alt
Oligohydramnios Oligohydramnion, n.
Oligophrenia Oligophrenie, f.

Omentum Netz, n.
one teaspoonful ein Teelöffel voll
Oophoritis Oophoritis, f.
Open fracture offene Fraktur, f.
Operating room Operationssaal, m.
- **O. r. nurse (AE)** Operationsschwester, f.
Operating table Operationstisch, m.
Operation Operation, f.
- **O. theatre** Operationssaal, m.
Ophthalmology Ophthalmologie, f.
Ophthalmoscope Augenspiegel, m.
Optic (nerve) atrophy Optikusatrophie, f.
Optic chiasm Chiasma opticum, f.
Optic nerve Sehnerv, m.
Optic neuritis Neuritis optica, f.
Oral candidiasis Mundsoor, m.
Oral cavity Mundhöhle, f.
Oral mucosa Mundschleimhaut, f.
Orbit Augenhöhle, f.
Orchitis Orchitis, f.
Organ Organ, n.
Organic brain syndrome Organisches Hirnsyndrom, n.
Organic liver transplantation Lebertransplantation, f.
Organic mental (brain) syndrome Hirnorganisches Psychosyndrom, n.
Organic psychosis Organische Psychose, f.
orientated orientiert
Orifice Öffnung, f.
Origin Ursprung, m.
orthop(a)edic orthopädisch
Osteogenesis imperfecta Osteogenesis imperfecta, f.
Osteomalacia Osteomalazie, f.
Osteomyelitis Osteomyelitis, f.

Osteoporosis Osteoporose, f.
Otitis Otitis, f.
- O. externa Otitis externa, f.
- O. media Mittelohrentzündung, f.
Otosclerosis Otosklerose, f.
Otoscope Ohrspiegel, m.
out of bed aufgestanden
Outer auditory canal Äußerer Gehörgang, m.
Outpatient clinic Ambulanz, f.
Outpatient department Ambulanz, f.
Ovarian carcinoma Ovarialkarzinom, n.
Ovarian cyst Ovarialzyste, f.
Ovarian dysfunction Funktionsstörung des Ovars, f.

Ovarian torsion Stieldrehung der Ovarien, f.
Ovary Eierstock, m.
Overdose Überdosis, f.
Overflow incontinence Überlaufblase, f.
Overview Überblick, m.
Overweight Übergewicht, n.
- O. baby Übergewichtiges Neugeborenes, n.
Oviduct Eileiter, m.
Ovum Ei (Keimzelle), n.
Oxygen Sauerstoff, m.
- O. (breathing) apparatus Sauerstoffgerät, n.
- O. mask Sauerstoffmaske, f.

P

Pain Schmerz, m.
- P. sensation Schmerzempfinden, n.
- P. threshold Schmerzschwelle, f.
Pair of compasses Zirkel, m.
Palate Gaumen, m.
Palatine arch Gaumenbogen, m.
Palatine tonsil Gaumenmandel, f.
pale blass
Paleness Hautblässe, f.
Palliative treatment Palliativbehandlung, f.
Pallor Hautblässe, f.
Palm Handfläche, f.
Palmar crease Handlinie, f.
Palpebral fissure Augenlidspalte, f.
Palpitations Palpitationen, fpl.
Palsy Lähmung, f.
Panaris Panaritium, n.
Pancreas Bauchspeicheldrüse, f.
Pancreatic carcinoma Pankreaskarzinom, n.
Pancreatic juice Pankreassaft, m.
Pancreatic tail Pankreasschwanz, m.
Pancreatitis Pankreatitis, f.
Panencephalitis Panenzephalitis, f.
Pap smear Abstrich nach Papanicolao, m.
Papill(o)edema Stauungspapille, f.
Papule Papel, f.
Paralysis Lähmung, f.
Paralytic ileus Paralytischer Ileus, m.
Parameter Parameter, m.; Wert, m.
Paranasal sinuses Nasennebenhöhlen, fpl.
Paraplegia Paraplegie, f.
Parathyroid glands Epithelkörperchen, n.
Paratyphoid fever Parathyphus, m.
Parenteral nutrition Parenterale Ernährung, f.
Parkinson's disease Parkinson-Krankheit, f.
Paroxysmal tachycardia Paroxysmale Tachykardie, f.
Part Teil, m.

Past medical history (AE) Anamnese, f.
Pastille Pastille, f.
Patella Kniescheibe, f.
Pathological reflex Pathologischer Reflex, m.
Pathogen Erreger, m.; Krankheitserreger, m.
Patient Patient, m.
- P. controlled analgesy Patienten-kontrollierte Analgesie, f.
- P. history Anamnese, f.; Kranken-geschichte, f.
- P. report Patientenakte, f.
- P.'s record Akte, f.
- P.'s room Patientenzimmer, n.
pCO2 (Partial carbon dioxide pressure) pCO2, n.
Pelvic presentation Beckenendlage, f.; Steißlage, f.
Pelvic bones Beckenknochen (paarige), m.
Pelvic floor Beckenboden, m.
Pelvic inflammatory disease (Aszendierende) Adnexitis, f.
Pelvis Becken, n.
Pemphigoid Pemphigoid, n.
Pemphigus (vulgaris) Pemphigus (vulgaris), n.
Pen Schreibstift, m.
Penicillin Penicillin, n.
Penis Penis, m.
Peptic ulcer Ulcus pepticum, n.
- P. u. disease Magengeschwür, n.
per os per os
Percentage Prozentsatz, m.
Percentile Perzentile, f.
perforated perforiert
Perforation of the eardrum Trommelfellperforation, f.
Pericardial effusion Herzbeutelerguss, m.
Pericardial friction rub Perikardreiben, n.

Pericardial tamponade Herzbeuteltamponade, f.
Pericarditis Perikarditis, f.
Pericardium Herzbeutel, m.
Perichondrium Knorpelhaut, f.
Perineal laceration Dammriss unter der Geburt, m.
- **P. I. first to fourth degree** Dammriss ersten bis vierten Grades, m.
Perineotomy Dammschnitt, m.
Perinephric abscess Perinephritischer Abszess, m.
Periosteum Knochenhaut, f.
Peripheral nervous system Peripheres Nervensystem, n.
Peripheral vertigo Peripherer Schwindel, m.
Peripheral vessel disease Periphere Gefäßerkrankung, f.
periphere peripher
Peritoneal dialysis Peritonealdialyse, f.
Peritoneum Bauchfell, n.
Peritonitis Peritonitis, f.
Permanent teeth Bleibendes Gebiss, n.
persistend anhaltend
Person Mensch, m.
Personality disorder Persönlichkeitsstörung, f.
Perspiration Schweiß, m.
Pertussis Keuchhusten, m.
Pestis Pest, f.
Petechiae Petechien, fpl.
Petit-mal seizure Petit-mal-Anfall, m.
pH pH(-Wert), m.
Ph(a)eochromocytoma Phaeochromozytom, n.
Phacomatosis Phakomatose, f.
Phantom limb pain Phantomschmerz, m.
Pharyngitis Pharyngitis, f.
Pharynx Rachen, m.
Phenomenon Phänomen, n.
Pheochromocytoma Phaeochromozytom, n.
Phimosis Phimose, f.
Phlebitis Phlebitis, f.
Phlegmon Phlegmone, f.
Phobia Phobie, f.
Phone Telefon, n.
- **P. number** Telefonnummer, f.
Photoallergic reaction Photoallergische Reaktion, f.
Physical assault Tätlicher Angriff, m.
Physical exam(ination) Körperliche Untersuchung, f.
- **P. e. course** Untersuchungskurs, m.
- **P. e. form** Untersuchungsformular, n.
Physician Arzt, m.
Physiotherapy Krankengymnastik, f.; Physiotherapie, f.

Pia mater Innere Hirnhaut, f.
Picture Bild, n.
Pigeon breast Hühnerbrust, f.
Piles Hämorrhoiden, fpl.
Pill Pille, f.
Pillow Kissen, n.; Kopfkissen, n.
Pilonidal cyst Pilonidalzyste, f.
Pimple Pickel, m.
Pincers (Plural) Pinzette, f.
Pinworm Madenwurm, m.
Pipe Röhre, f.
Pipet(te) Pipette, f.
Pituitary gland Hypophyse, f.
Pituitary insufficiency Hypophyseninsuffizienz, f.
Placenta Plazenta, f.
- **P. pr(a)evia** Plazenta praevia, f.
Placental stage Nachgeburtsperiode, f.
Plague Pest, f.
Plain abdominal radiography Abdomen-leeraufnahme, f.
Plasmacytoma Plasmozytom, n.
Plaster Gips, m.; Pflaster, n.
Plastic surgery Plastische Chirurgie, f.
Platelets Thrombozyt, m.
Pleura Brustfell, n.
Pleural effusion Pleuraerguss, m.
Pleurisy Brustfellentzündung, f.; Pleuritis, f.
Plexus Plexus, m.
Pneumocystis carinii Pneumocystis carinii, m.
Pneumonia Lungenentzündung, f.; Pneumonie, f.
Pneumothorax Pneumothorax, m.
- **Spontanous P.** Spontaner Pneumothorax, m.
pO2 (Partial oxygen pressure) pO2, n.
Point of maximal impulse Punctum Maximum (bei der Herzauskultation), m.
Poison Gift, n.
Poisoning Vergiftung, f.
Poliomyelitis Poliomyelitis, f.; Kinderlähmung, f.
Pollaki(s)uria Pollaki(s)urie, f.
Polyarteriitis nodosa Panarteriitis nodosa, f.
Polyarthropathy Polyarthropathie, f.
Polyarthrosis Polyarthrose, f.
Polycistic ovaries Polyzystische Ovarien, npl.
Polycyth(a)emia vera Polycythaemia vera, f.
Polydactyly Polydaktylie, f.
Polydipsia Polydipsie, f.
Polyhydramnios Polyhydramnion, n.
Polymyalgia rheumatica Polymyalgia rheumatica, f.
Polyneuritis Polyneuritis, f.
Polyneuropathy Polyneuropathie, f.

Polyp Polyp, m.
- P. removal Polypenentfernung, f.
Polypectomy Polypenentfernung, f.
Polyphagia Polyphagie, f.
Polysynaptic reflex Fremdreflex, m.
Popliteal space Kniekehle, f.
Portal hypertension Portale Hypertonie, f.
Portal vein thrombosis Pfortaderthrombose,
f.
Positional vertigo Lagerungsschwindel, m.
Post partum bleeding Postpartale Blutung, f.
Postmenopausal bleeding Postmeno-
pausenblutung, f.
postoperative postoperativ
Post-thrombotic syndrome Postthrombo-
tisches Syndrom, n.
Pot Gefäß, n.
Potassium Kalium, n.
Potter's syndrome Potter-Syndrom, n.
Pouch Beutel, m.
Powder Puder, n.; Pulver, n.
PPD skin test Tuberkulose-Hauttest, m.
Precipitate delivery Sturzgeburt, f.
Precipitate labo(u)r Sturzgeburt, f.
Preeclampsia Präeklampsie, f.
Preexcitation syndrome Präexzitations-
Syndrom, n.
Pregnancy Schwangerschaft, f.
- P. induced proteinuria Schwangerschafts-
proteinurie, f.
- P. test Schwangerschaftstest, m.
Pregnant woman Schwangere, f.
Premature baby Frühgeborenes, n.
Premature contraction Extrasystole, f.
Premature infant Frühgeborenes, n.
Premature rupture of membranes Vor-
zeitiger Blasensprung, m.
Premenstrual disorders Prämenstruelle
Beschwerden, fpl.
Premises Räumlichkeiten, fpl.
Prenatal care Schwangerenvorsorge, f.
Prenatal screening Pränatales Screening, n.
Presby(a)cusis Presbyakusis, f.
Presbyopia Presbyopie, f.
(to) prescribe verschreiben
Present illness Aktuelle Erkrankung, f.
Presenting part of the f(o)etus Führender
Teil des Fetus, m.
Prevention Prävention, f.; Verhütung, f.
Preventive examination Gesundheits-
vorsorgeuntersuchung, f.
Priapism Priapismus, m.
Prickling Kribbeln, n.; Ameisenlaufen, n.
Primipara Erstgebärende, f.
Printer Drucker, m.
Prognosis Prognose, f.

Progressive systemic sclerosis Sklero-
dermie (progressive systemische), f.
Prolapse Vorfall, m.
Prolongation Verlängerung, f.
Prophylaxis Prophylaxe, f.; Verhütung, f.;
Krankheitsverhütung, f.
Prostate Prostata, f.
- P. carcinoma Prostatakarzinom, n.
Prostatic gland Vorsteherdrüse, f.
Prostatic hyperplasia Prostatahyperplasie, f.
Protein Eiweiß, n.
Proteinuria Proteinurie, f.
Proteus mirabilis Proteus mirabilis, m.
Prothesis Prothese, f.
Prothrombin time Prothrombinzeit, f.
Protozoal diseases Protozoenerkrankung, f.
Pruritus Jucken, n.
Pseudocyst Pseudozyste, f.
Pseudomonas aeruginosa Pseudomonas
aeruginosa, m.
Psoriasis vulgaris Psoriasis vulgaris, f.
Psychiatry Psychiatrie, f.
Psychogenic amnesia Psychogene
Amnesie, f.
Psychosis Psychose, f.
Psychotherapy Psychotherapie, f.
Pterygium Pterygium, n.
Ptosis Ptosis, f.
Puberty Pubertät, f.
Pubic bone Schambein, n.
Puerperal complications Komplikation des
Wochenbettes, fpl.
Puerperal fever Puerperalfieber, n.
pulmonary pulmonal
Pulmonary abscess Abszess der Lunge, m.
Pulmonary alveoli Alveole, f.
Pulmonary atresia Pulmonalklappenatresie,
f.
Pulmonary capillaries Lungenkapillaren, fpl.
Pulmonary congestion Lungenstauung, f.
Pulmonary edema Lungenödem, n.
Pulmonary embolism Lungenembolie, f.
Pulmonary function test Lungenfunktions-
prüfung, f.
Pulmonary hypertension Pulmonale
Hypertonie, f.
Pulmonary infiltrate with eosinophilia
Eosinophiles Lungeninfiltrat, n.
Pulmonary (valve) insufficiency Pulmonal-
klappeninsuffizienz, f.
Pulmonary oedema Lungenödem, n.
Pulmonary regurgitation Pulmonalklappen-
insuffizienz, f.
Pulmonary (valve) stenosis Pulmonal-
klappenstenose, f.
Pulmonology Pulmonologie, f.
Pulse Puls, m.

- **P. oxymetry** Pulsoxymetrie, f.
Puncture Punktion, f.
Puncture urine Punktionsurin, m.
Pupil Pupille, f.
Purified protein derivative (Montoux-Test)
Test nach Mendel-Montoux, m.
Purpura Purpura, f.
Purse-string suture Tabaksbeutelnaht, f.
Pus Eiter, m.
Push Stoß, m.
Pustule Pustel, f.

Pyelonephritis Pyelonephritis, f.
Pylethrombosis Pfortaderthrombose, f.
Pyloric stenosis Pylorusstenose, f.
- **Hypertrophic P. s.** Hypertrophische
Pylorusstenose, f.
Pylorus Pylorus, m.
Pyoderma Pyodermie, f.
pyogenic eitrig
Pyogenic arthritis Eitrige Arthritis, f.
Pyonephrosis Pyonephrose, f.
Pyuria Pyurie, f.

Q

Quadriplegia Tetraplegie, f.
Quadruplet pregnancy Vierlingsschwangerschaft, f.

Quick's value Quick-Wert, m.

R

Rabies Tollwut, f.
Rachitis Rachitis, f.
(to) (ir)radiate ausstrahlen
Radiation therapy Strahlentherapie, f.
- **R. t. session** Strahlentherapie-Sitzung, f.
Radiotherapy Strahlentherapie, f.
- **R. session** Strahlentherapie-Sitzung, f.
Radius Speiche, f.
Radix Wurzel, f.
(to) raise anheben
Rape Vergewaltigung, f.
Rash Ausschlag, m.
Rat bite Rattenbiss, m.
Rate Frequenz, f.
Raynaud's syndrome Raynaud-Syndrom, n.
Reaction Reaktion, f.
Reading room Lesesaal, m.
Record Akte, f.
Recovery Heilung, f.
Rectal abscess Rektalabszess, m.
Rectal carcinoma Rektumkarzinom, n.
Rectal examination Rektale Untersuchung, f.
Rectal prolapse Rektumprolaps, m.
Rectoscopy Rektoskopie, f.
Rectum Rektum, n.
Recurrence Rezidiv, n.; Rückfall, m.
recurrent rezidivierend
Red blood cell Rotes Blutkörperchen, n.
Red blood count Erythrozytenzahl, f.
Redness Rötung, f.
Reducible hernia Reponierbare Hernie, f.
Reeling Taumel, m.
Reflex Reflex, m.
- **R. hammer** Reflexhammer, m.
Region Region, f.
regular regelmäßig

Rehabilitation method Rehabilitations-
maßnahme, f.
Reiter's disease Reiter-Krankheit, f.
Rejection Abstoßung, f.
Relapse Rezidiv, n.; Rückfall, m.
relapsing rezidivierend
Relatives Angehörige, mpl.
Renal abscess Nierenabszess, m.
Renal capsule Nierenkapsel, f.
Renal colic Nierenkolik, f.
Renal cyst Nierenzyste, f.
Renal failure Nierenversagen, n.
Renal function parameters Nierenwerte,
mpl.
Renal osteodystrophy Renale
Osteodystrophie, f.
Renal pelvis Nierenbecken, n.
Renal transplantation Nierentransplantation,
f.
Repose Ruhe, f.
Reproductive organ Geschlechtsorgan, n.
Requirement Bedingung, f.
Resection Resektion, f.
Resident (AE) Assistenzarzt, m.
Resistance Resistenz, f.
Respiration Atmung, f.; Beatmung , f.
- **Artificial R.** Künstliche Beatmung, f.
Respiratory arrest Atemstillstand, m.
Respiratory distress syndrome Atemnot-
syndrom, n.
Respiratory failure Respiratorische
Insuffizienz, f.
Respiratory infection Respiratorische
Infektion, f.
Respiratory insufficiency Respiratorische
Insuffizienz, f.

Respiratory rate Atemfrequenz, f.
Response Antwort, f.
Rest Ruhe, f.
- **R. room** Toilette, f.
Resuscitation Reanimation, f.
Retardation Verzögerung, f.
Retention Zurückhaltung, f.
Reticulocyte Retikulozyt, m.
Retina Netzhaut, f.
Retinal detachment Ablösung der Netzhaut f.
Retinal h(a)emorrhage Netzhautblutung, f.
Retinopathy Retinopathie, f.
Retrograde amnesia Retrograde Amnesie, f.
Review Überblick, m.
- **R. of symptoms** Überblick über Symptome, m.
Request Bedarf, m.
(to) request anfordern; beantragen
Rh(esus) incompatibility reaction RH-Unverträglichkeitsreaktion, f.
Rh(esus) isoimmunisation (BE) / isoimmunization (AE) RH-Isoimmunisierung, f.
Rheumatic nodule Rheumaknoten, m.
Rheumatic disease Rheumatische Erkrankung, f.
Rheumatic fever Rheumatisches Fieber, n.
Rheumatism Rheumatismus, m.
- **R. bath** Rheumabad, n.
Rheumatoid factor Rheumafaktor, m.
Rheumatology Rheumatologie, f.
Rhinitis Rhinitis, f.
Rhinophyma Rhinophym, n.
Rhizarthrosis Rhizarthrose, f.
Rhonchus Giemen, n.
Rib Rippe, f.

- **(Serial) R. fracture** Rippenserienfraktur, f.
Ribcage Brustraum, m.; Brustkorb, m.
Rickets Rachitis, f.
Right bundle branch block Rechtsschenkel-block, m.
Right-sided heart failure Rechtsherz-insuffizienz, f.
Rigidity Rigidität, f.
Rima glottidis Stimmritze, f.
Ringer´s lactate Ringerlösung, f.
Ringing in the ear Ohrensausen, n.
Ringworm Tinea, f.
(to) rip einreißen
Rise Erhöhung, f.
Risk Risiko, n.
- **R. factor** Risikofaktor, m.
Room Zimmer, n.; Raum, m.
Root Wurzel, f.
- **R. of nose** Nasenwurzel, f.
Rotator cuff Rotatorenmanschette, f.
- **R. c. lesion** Läsion der Rotatoren-manschette, f.
- **R. c. rupture** Rotatorenmanschettenruptur, f.
Round Visite, f.
Royal College Entspricht Fachverbänden der versch. Fachrichtungen
Rub Reiben, n.
Rubella Röteln, f.
- **R. embryopathy** Rötelnembryopathie, f.
(to) rule out ausschließen
Ruler Lineal, n.
Rupture Riss, m.
- **R. of the (f(o)etal) membranes** Blasen-sprung, m.
Rush Rauschen, n.

S

Sacroiliac joint Sakroiliakalgelenk, n.
Sadomasochism Sadomasochismus, m.
Saliva Speichel, m.
Salivation Speichelfluss, m.
Salivary gland Speicheldrüse, f.
Salmonellosis Salmonellose, f.
Salpingitis Salpingitis, f.
Salt Salz, n.
Sample Probe, f.; Muster, n.
Sarco- Fleisch, n.
Sarcoidosis Sarkoidose, f.
Scab Kruste, f.
Scabies Scabies, f.
Scald Verbrühung, f.
Scale Waage, f.; Schuppe, f.
Scalp Kopfhaut, f.
- **S. avulsion** Skalpierungsverletzung, f.

- **S. hair** Kopfhaar, n.
Scalpel Skalpell, n.
Scar Narbe, f.
Scarlatina Scharlach, m.
Scarlet fever Scharlach, m.
Schizophrenia Schizophrenie, f.
Schmorl's nod(ul)e Schmorl-Knötchen, n.
Scissors Schere, f.
Sclerae Skleren, fpl.
Sclerosing cholangitis Sklerosierende Cholangitis, f.
Scoliosis Skoliose, f.
(to) scratch kratzen
Screening Screening, n.
- **S. examination** Vorsorgeuntersuchung, f.
Scrotum Hodensack, m.
Scrub Room Schleuse, f.

Scurvy Skorbut, m.
Seat of disease Krankheitsherd, m.
Seatworm Madenwurm, m.
Seborrh(o)eic eczema Seborrhoisches
Ekzem, n.
Second stage of labo(u)r Austreibungs-
phase, f.
Secretion Sekretion, f.
Sedative Beruhigungsmittel, n.
Sediment Sediment, n.
Seizure Anfall, m.; Krampfanfall, m.
Semen Sperma, n.
Seminal duct Samenleiter, m.
Seminal vesicle Samenblase, f.
Senile cataract Katarakt (senil), m.
Senior House Officer (BE) Arzt in der
Facharztausbildung, m.
Sense of position Lageempfinden, n.
Sensibility Sensibilität, f.
Sensory function Sensibilität, f.
(to) sentinel bewachen
Separation of placenta Ablösung der
Plazenta, f.
Sepsis Sepsis, f.
Sequential multi-channel analysis Labor-
test für Elektrolyte, m.
Sequestrum Sequester, m.
Serial rib fracture Rippenserienfraktur, f.
Serum Impfstoff, m.
Service Dienst, m.
Severely injured polytraumatisiert
Sexual abuse Sexueller Missbrauch, m.
Sexual behavio(u)r disorder Sexuelle
Verhaltensstörung, f.
Sexual intercourse Geschlechtsverkehr, m.
Sexually transmitted disease
Geschlechtskrankheit, f.
Sheet Bettlaken, n.
Shinbone Schienbein, n.
Shingles Herpes zoster, m.
Shivering Zittern, n.
Shock Schock, m.
Shoe cover Überschuh, m.
Shortance of breath Atembeschwerden, fpl.;
Atemnot, f.
Shot Spritze, f.
Shoulder Schulter, f.
- S. blade Schulterblatt, n.
- S. joint Schultergelenk, n.
Shower Dusche, f.
Shunt Shunt, m.
Siamese twins Siamesische Zwillinge, mpl.
Sibilant Giemen, n.
Sicca syndrome Sicca-Syndrom, n.
sick krank
Sick certificate Krankmeldung, f.
Sick note Krankmeldung, f.

Sick pay Krankengeld, n.
Sick sinus syndrome Sick-Sinus-Syndrom,
n.
Sickle cell disease Sichelzellenkrankheit, f.
Side effect Nebenwirkung, f.
Siderosis Siderose, f.
Sigmoid colon Sigma, n.
Sign Zeichen, n.
(to) signify bedeuten
Sinew Sehne, f.
Singultus Schluckauf, m.
Sinus node Sinus-Knoten, m.
Sinusitis Sinusitis, f.
Sirup (BE) Sirup, m.
Site of first care Stelle der Erstversorgung, f.
Situs inversus Situs inversus, m.
Size Größe, f.
Sjögren's syndrome Sjögren-Syndrom, n.
Skeleton Skelett, n.
Skin Haut, f.
- S. abscess Hautabszess, m.
- S. appendages Hautanhangsorgane, fpl.
- S. atrophy Atrophie der Haut, f.
- S. ulcer Hautgeschwür, n.
Skull Schädel, m.
Skullcap Schädeldecke, f.
Sleep Schlaf, m.
- S. apnea Schlafapnoe, f.
- S. disorder Schlafstörung, f.
Sleeping sickness Schlafkrankheit, f.
Sleepwalking Schlafwandeln, n.
(to) slip ausrutschen
Slipped disc (BE) / disk (AE)
Bandscheibenvorfall, m.
Small intestine Dünndarm, m.
- S. i. cancer Dünndarmkrebs, m.
Smallpox Pocken, fpl.
Smear Abstrich, m.
Smell Geruch, m.
Smock Kittel, m.
Smooth muscles Glatte Muskulatur, f.
Sneezing Niesen, n.
Soap Seife, f.
Social history Sozialanamnese, f.
Social insurance Sozialversicherung, f.
Sodium Natrium, n.
Soft palate Gaumensegel, n.
Sole (of the foot) Fußsohle, f.
Solution Lösung, f.
Somatisation (BE); Somatization (AE)
Somatisierung, f.
- S. tendency Somatisierungstendenz, f.
Somnolence Somnolenz, f.
Sonography Sonographie, f.
Sore muscles Muskelkater, m.
Sore throat Halsschmerzen, f.
Sound Geräusch, n.

Squint Schielen, n.
Space Raum, m.
Spasm Krampf, m.
Spastic cerebral palsy Spastische Zerebralparese, f.
Spastic strabismus Strabismus (paralyticus), m.
Special registrar (BE) Facharzt, m.
Specialist Spezialist, m.
Specific gravity Spezifisches Gewicht, n.
Specimen Muster, n.
Spectrum of pathogens Erregerspektrum, n.
Speed Geschwindigkeit, f.
Sperm Sperma, n.
Spermatic duct Samenleiter, m.
Spermatocele Spermatozele, f.
Sphincter Sphinkter, m.
Spider Spinne, f.
Spider naevi Spider naevi, mpl.
Spina bifida Spina bifida, f.
Spinal column Rückgrat, n.
Spinal cord Rückenmark, n.
Spinal ganglion Spinalganglion, n.
Spinal osteochondrosis Osteochondrose der Wirbelsäule, f.
Spine Rückgrat, n.
Spinous process Dornfortsatz, m.
Spleen Milz, f.
Splenic abscess Milzabszess, m.
Splenic fever Milzbrand, m.
Spondylolisthesis Spondylolisthesis, f.
Spondylolysis Spondylolyse, f.
Spondylosis Spondylose, f.
Spontaneous abortion Spontaner Abort, m.
Spontaneous delivery Spontangeburt, f.
Spontaneous pneumothorax Spontan-pneumothorax, m.
Spontanuous vaginal delivery Spontane vaginale Entbindung, f.
Sprain Verstauchung, f.
Sprue Sprue, f.
Squama Schuppe, f.
Stab wound Messerstich, m.; Stichwunde, f.
Stable angina Stabile Angina, f.
Staff Personal, n.
Stage of expulsion Austreibungsphase, f.
Stain(ing) Färbung, f.
Standard Standard, m.
Staphylococci Staphylokokken, fpl.
Status asthmaticus Status asthmaticus, m.
Status post Zustand nach
Stenosis Stenose, f.
Sterilisation (BE) / Sterilization (AE) Sterilisierung, f.
Sterility Sterilität, f.
- **S. due to anovulation** Sterilität bei Anovulation, f.

Sternum Brustbein, n.
Steroid Steroid, n.
Stethoscope Stethoskop, n.
Stiff big toe Hallux rigidus, m.
Stiffneck Tortikollis, m.
Sting Stachel, m.; Stich, m.
- **Insect s.** Insektenstich, m.
Stink Gestank, m.
Stomach Magen, m.
- **S. cancer** Magenkarzinom, n.
- **S. tube** Magensonde, f.
- **S. ulcer** Ulcus ventriculi, n.
Stomatoscope Mundspiegel, m.
Stone Stein, m.
Stool Hocker, m.; Stuhl, m.
- **S. examination** Stuhluntersuchung, f.
- **S. guaiac test** Haemoccult-Test, m.
Stored blood (for transfusion) Blutkonserve, f.
Strabismus Strabismus (paralyticus), m.
Strain Zerrung, f.
Strangulated Hernia Strangulierte Hernie, f.
Strangulation Strangulation, f.
Streaks Striae, f.
Streptococcal sepsis Streptokokkensepsis, f.
Streptococci Streptokokken, fpl.
Stress incontinence Stressinkontinenz, f.
Stretch marks from pregnancy Schwangerschaftsstreifen, m.
Stretch reflex Dehnungsreflex, m.
Stretcher Bahre, f.; Trage, f.
Striae Striae, f.
Striated muscles Quergestreifte Muskulatur, f.
Stridor Stridor, m.
Stroke Schlaganfall, m.
Struma Struma, f.
Strychnine poisoning Vergiftung durch Strychnin, f.
Student Student, m.
Stupor Stupor, m.
Stuttering Stottern, n.
Subacromial bursitis Bursitis subacromialis, f.
Subacute bacterial endocarditis Subakute bakterielle Endokarditis, f.
Subacute sclerosing panencephalitis Subakut sklerosierende Panenzephalitis, f.
Subarachnoidal h(a)emorrhage Subarachnoidalblutung, f.
Subcutaneous Injection Subkutane Injektion, f.
Submersion Untertauchen, n.
Substance Substanz, f.
Sudden infant death syndrome Plötzlicher Kindstod, m.

suddenly plötzlich
Sudor Schweiß, m.
Sudural h(a)emorrhage Subdurale Blutung, f.
(to) suffer from leiden an
(to) suffice ausreichen
Suffocation Ersticken, n.
Sugar Zucker, m.
- **S. in urine** Zucker im Urin, m.
Suicide Selbstmord, m.
(to commit) suicide Selbstmord begehen
Sunburn Sonnenbrand, m.
Sunstroke Sonnenstich, m.
superficial oberflächlich
Surface Oberfläche, f.
Surgery Chirurgie, f.; Operation, f.
- **S. nurse** Operationsschwester, f.
- **S. plan** Operationsplan, m.
Surgical area Operationsfeld, n.
Surgical cap Operationshaube, f.
Surgical cloth Operationstuch, n.
Surgical clothes Operationskleidung, f.
Surgical gown Operationskittel, m.
Surgical instruments Operationsinstrumente, npl.
Surgical silk Seide, f.

Survival rate Überlebensrate, f.
Suspicion Verdacht, m.
Suture Naht, f.
- **S. removal** Fadenentfernung, f.
Swab Tupfer, m.
(to) swallow verschlucken
Sweat Schweiß, m.
to (up)swell anschwellen
Swelling Schwellung, f.
- **S. of a lymph node** Lymphknotenschwellung, f.
Swoosh Rauschen, n.
Symptom Symptom, n.
Syncope Synkope, f.
Syndactyly Syndaktylie, f.
Syndrome Syndrom, n.
Syphilis Syphilis, f.
Syringe Spritze, f.
Syringobulbia Syringobulbie, f.
Syringomyelia Syringomyelie, f.
Syrup (AE) Sirup, m.
Systemic lupus erythematosus Systemischer Lupus erythematodes, m.
Systemic sclerosis Systemische Sklerose, f.
Systolic ejection murmur Systolisches Herzgeräusch, n.

T

Table Tisch, m.
Tablet Tablette, f.
Tachycardia Tachykardie, f.
Tactile sensation Berührungsempfinden, n.
Taking of blood samples Blutentnahme, f.
Tap Wasserhahn, m.
Tape measure Bandmaß, n.
Tapeworm Bandwurm, m.
T-cell lymphoma T-Zell-Lymphom, n.
Tea spoon Teelöffel, m.
Tear Riss, m.
- **T. sac** Tränensack, m.
Tearing Tränenfluss, m.
Technique Handgriff, m.
Teeth Gebiss, n.
Temperature Temperatur, f.
Temple Schläfe, f.
Temporal bone Schläfenbein, n.
Temporal region Schläfengegend, f.
Tendon Sehne, f.
- **T. sheath** Sehnenscheide, f.
Tension headache Spannungskopfschmerz, m.
Tension pneumothorax Spannungspneumothorax, m.
Test Test, m.
- **T. strip** Teststreifen, m.
Testicle Hoden, m.

Testicular cancer Hodenkrebs, m.
Testicular torsion Hodentorsion, f.
Tetanus Tetanus, m.
Tetany Tetanie, f.
Tetralogy of Fallot Fallot-Tetralogie, f.
Tetraplegia Tetraplegie, f.
Textbook Lehrbuch, n.
Theatre sister (BE) Operationsschwester, f.
Thenar Handballen, m.
Therapy Therapie, f.
Thermometer (AE); Thermometre (BE) Fieberthermometer, n.
Thigh Oberschenkel, m.
- **T. bone** Femur, m.
Third stage of labo(u)r Nachgeburtsperiode, f.
Thirst Durst, m.
Thoracic cage Brustraum, m.
Thoracic circumference Brustumfang, m.
Thoracic vertebra Brustwirbel, m.
Thorax Thorax, m.; Brustkorb, m.
Thread Faden, m.
three times a day drei Mal täglich
Threshold value Grenzwert, m.
Throat Kehle, f.
Thromboangiitis obliterans Thrombangiitis obliterans, f.
Thrombocyte Thrombozyt, m.

Thrombocytopenia Thrombozytopenie, f.
Thrombocytopenic purpura Thrombozyto-
penische Purpura, f.
Thromboembolic occlusion Thrombembo-
lischer Verschluss, m.
Thrombophlebitis Thrombophlebitis, f.
Thromboplastin time Thromboplastinzeit, f.
Thrombosis Thrombose, f.
Thrombozytopenic purpura Thrombozyto-
penische Purpura, f.
Thrush Mundsoor, m.
Thumb Daumen, m.
Thymus (gland) Thymus, m.
Thyroid (gland) Schilddrüse, f.
- **T. carcinoma** Schilddrüsenkarzinom, n.
- **T. cartilage** Schildknorpel, m.
- **T. function test** Schilddrüsenfunktions-
prüfung, f.
- **T. hormone** Schilddrüsenhormon, n.
- **T. lobe** Schilddrüsenlappen, m.
Thyroiditis Thyreoiditis, f.
Tibia Schienbein, n.
Tic disorder Ticstörung, f.
Tic douloureux Trigeminusneuralgie, f.
Tick Zecke, f.
- **T. bite** Zeckenbiss, m.
Time Zeit, f.
Tinea Tinea, f.
- **T. pedis** Tinea pedis, f.
Tip Spitze, f.
- **T. of the foot** Fußspitze, f.
- **T. of the nose** Nasenspitze, f.
Tiredness Müdigkeit, f.
Tissue Gewebe, n.
Toe Zeh, m.
Toilet Toilette, f.
Tongue Zunge, f.
Tonsil Tonsille, f.
Tonsillitis Tonsillitis, f.
Tooth Zahn, m.
- **T. crown** Zahnkrone, f.
- **T. paste** Zahnpasta, f.
Toothbrush Zahnbürste, f.
Top of the head Scheitel, m.
Torch (BE) Taschenlampe, f.
Torticollis Tortikollis, f.
Total abdominal hysterectomie Abdominale
Hysterektomie, f.
Total iron binding capacity Totale
Eisenbindungskapazität, f.
Total parental nutrition Vollständig
parenterale Ernährung, f.
Total vaginal hysterectomy Vaginale
Hysterektomie, f.
Touch Berührung, f.

Tourette('s) syndrome Gilles de la Tourette-
Syndrom, n.
Tourniquet Stauschlauch, m.
Towel Handtuch, n.
Toxoplasmosis Toxoplasmose, f.
Trachea Luftröhre, f.
Tracheostoma Tracheostoma, n.
Tracheostomy Tracheostomie, f.
Training Fortbildung, f.
Transaminase Transaminase, f.
Transesophageal echo Transösophageales
Echo, n.
Transitional care unit Wachstation, f.
Transplantation Transplantation, f.
Transverse lie Querlage, f.
Traumatic shock Traumatischer Schock, m.
Traumatology Traumatologie, f.
Treatment Behandlung, f.
- **T. schedule** Behandlungsschema, n.
Trembling Zittern, n.
Tremor Tremor, m.
Tricuspid (valve) insufficiency Trikuspidal-
klappeninsuffizienz, f.
Tricuspid regurgitation Trikuspidalklappen-
insuffizienz, f.
Tricuspid (valve) stenosis Trikuspidal-
klappenstenose, f.
Trifascicular block Trifaszikulärer Block, m.
Trigeminal neuralgia Trigeminusneuralgie, f.
Trigger finger Schnellender Finger, m.
Triglycerides Triglyceride, fpl.
Triplet pregnancy Drillingsschwangerschaft,
f.
Trismus Kiefersperre, f.
Troche Pastille, f.
Tropical sprue Tropische Sprue, f.
Troponin Troponin, n.
Trumpet Trompete, f.
Truncal obesity Stammfettsucht, f.
Trunk Rumpf, m.
Tube Rohr, n.; Röhre, f.
Tuberculin Tuberkulin, n.
- **T. skin test** Tuberkulose-Hauttest, m.
Tuberculoma Tuberkulom, n.
Tuberculosis Tuberkulose, f.
Tuberculostatic Tuberkulostatikum, n.
Tumo(u)r Tumor, m.
Tuning fork Stimmgabel, f.
Turgor Turgor, m.
Turner's syndrome Turner-Syndrom, n.
Tweezers Pinzette, f.
Twin pregnancy Zwillingsschwangerschaft, f.
Twins Zwillinge, f.
Type 1 / 2 diabetes Typ 1 / 2 Diabetes, m.
Typhoid fever Typhus, m.

U

Ulcer Geschwür, n.; Ulcus, n.
Ulcerative colitis Colitis ulcerosa, f.
Ulna Elle, f.
Ultrasonic testing Ultraschalluntersuchung, f.
Ultrasound Ultraschall, m.
Umbilical cord Nabelschnur, f.
Umbilical hernia Nabelhernie, f.
Uncomplicated delivery Unkomplizierte Geburt, f.
Unconsciousness Bewusstlosigkeit, f.
Unction Einreibung, f.
Unguis incarnatus Unguis incarnatus, m.
Unipara Frau, die einmal geboren hat, f.
unstable chest wall Instabiler Thorax, m.
Upper arm Oberarm, m.
- U. a. bone Oberarmknochen, m.
Upper gastrointestinal X-ray series Magen-Darm-Passage, f.
Upper jaw Oberkiefer, m.
(to) (up)swell anschwellen
Ur(a)emia Urämie, f.
Urea Harnstoff, m.
Ureter Harnleiter, m.
Ureteral calculus Ureterstein, m.
Urethra Harnröhre, f.
Urethral obstruction Harnröhrenverschluss, m.

Urethral stricture Harnröhrenstriktur, f.
Urethritis Urethritis, f.
Uric acid Harnsäure, f.
Urinal Urinflasche, f.
Urinary bladder Harnblase, f.
Urinary incontinence Harninkontinenz, f.
Urinary tract Harnwege, mpl.
- U. t. infection Harnwegsinfekt, m.
Urination Miktion, f.
Urine Urin, m.
- 24-hour U. Sammelurin, m.
- U. analysis Urinanalyse, f.
- U. bottle Urinflasche, f.
- U. culture Urinkultur, f.
- U. (reagent) strip Urinstix, m.
Urtica Quaddel, f.
Urticaria Urtikaria, f.; Nesselfieber, n.
(to) use benutzen
Uterine cervix Gebärmutterhals, m.
Uterine curettage Uterusausschabung, f.
Uterine descent Gebärmuttersenkung, f.
Uterine involution Rückbildung des Uterus, f.
Uterine myoma Uterusmyom, n.
Uterine prolapse Uterusprolaps, m.
Uterus Gebärmutter, f.
(to) utilize benutzen
Uvula Zäpfchen, n.

V

Vaccine Impfstoff, m.
Vaccination Impfung, f.
Vacuum extractor delivery Extraktion mit Saugglocke, f.
Vagina Scheide, f.
Vaginal discharge Vaginaler Ausfluss, m.
Vaginal examination Vaginale Untersuchung, f.
Vaginal smear Vaginalabstrich, m.
Vaginism(us) Vaginismus, m.
Vaginitis Kolpitis, f.
Value Wert, m.
Vancoresistent enterococcus faeces Vancoresistenter Enterococcus, m.
Variation Schwankung, f.
Varicella Windpocken, fpl.
Variola Pocken, fpl.
Varix Varize, f.
Vascular dementia Vaskuläre Demenz, f.
Vascular disease Gefäßerkrankung, f.
Vascular murmur Gefäßgeräusch, n.
Vasculitis Vaskulitis, f.

Vein Vene, f.
Velocity Geschwindigkeit, f.
Velum palatinum Gaumensegel, n.
Vener(e)al disease Geschlechtskrankheit, f.
Venous puncture Venenpunktion, f.
Venous thrombosis Venenthrombose, f.
Ventricle Ventrikel, m.
Ventricular fibrillation Kammerflimmern, n.
Ventricular flutter Kammerflattern, n.
Ventricular septal defect Ventrikelseptumdefekt, m.
Ventricular tachycardia Ventrikuläre Tachykardie, f.
Verruca vulgaris Viruswarze, f.
Vertebra (Pl: Vertebrae) Wirbel, m.
Vertebral column Wirbelsäule, f.
Vertebral arch Wirbelbogen, m.
Vertebral body Wirbelkörper, m.
Vertebral canal Wirbelkanal, m.
Vertebral joint Wirbelgelenk, n.
Vertex presentation Scheitellage, f.
Vertex Scheitel, m.

Vertigo Schwindel, m.
- V. of central origin Schwindel zentralen
Ursprungs, m.
Vesicle Bläschen, n.
Vessel Gefäß, n.
Vestibular neuropathy Neuropathia
vestibularis, f.
Vibratory sensation Vibrationsempfinden, n.
Victim Opfer, n.
Viral pneumonia Viruspneumonie, f.
Viral wart Viruswarze, f.
Virus Virus, m.
Viscera Eingeweide, f.
Visceral inversion Situs inversus, m.
Visitor Besucher, m.

Visual acuity test Visusprüfung, f.
Visual field defect Gesichtsfelddefekt, m.
Visual impairment Sehstörung, f.
Vital capacity (VC) Vitalkapazität, f.
Vital signs Vitalparameter, m.
Vital signs stable Vitalparameter stabil
Vitamin Vitamin, n.
- V. deficiency Vitaminmangel, m.
Vitiligo Vitiligo, m.
Vitreous body Glaskörper, m.
Vocal cord Stimmband, n.
Vocal fremitus Stimmfremitus, m.
Volvulus Volvulus, m.
Vulva Vulva, f.
Vulvitis Vulvitis, f.

W

Waiting room Wartezimmer, n.
Wall Wand, f.
- W. socket Steckdose, f.
Ward Station, f.
- W. round Visite, f.
Warmth Wärme, f.
Wart Warze, f.
Wash basin Waschbecken, n.
Washcloth Waschlappen, m.
Washing agent Waschmittel, n.
Waste-paper basket Papierkorb, m.
(to) watch aufpassen; bewachen
Water tap Wasserhahn, m.
Waterhouse-Friderichsen-Syndrom Water-
house-Friderichsen-Syndrom, n.
Way Weg, m.
Weakness Schwäche, f.
Wegener's granulomatosis Wegener-
Granulomatose, f.
(to) weigh wiegen

Weight Gewicht, n.
Wheal Quaddel, f.
Wheelchair Rollstuhl, m.
Wheeze Pfeifen, n.
Whiplash injury Schleudertrauma, n.
Whipple's operation Whipple-OP, f.
Whipworm Peitschenwurm, m.
White Blood Count Leukozytenzahl, f.
White Cell Count Leukozytenzahl, f.
Whooping cough Keuchhusten, m.
Windpipe Luftröhre, f.
to work arbeiten
Worm Wurm, m.
to worsen verschlechtern
Worsening Verschlechterung, f.
Wound Wunde, f.
Wrinkle Falte, f.
Wrist Handgelenk, n.
Wryneck Tortikollis, m.

X

X-ray Röntgen, n.
- X. examination Röntgenuntersuchung, f.
- X. image Röntgenbild, n.

Y

Yellow body Corpus luteum, n.
Yellow fever Gelbfieber, n.
Yersiniosis Yersiniose, f.

INTERNETADRESSEN

Name	Adresse	Beschreibung
Allgemein		
British Medical Journal	www.bmj.com	Medizinisches Fachjournal
Center for Evidence-Based Medicine	www.cebm.net	Informationen rund um evidenzbasierte Medizin
Cochrane Library	www.cochrane.org	Evidenzbasierte medizinische Datenbank
ISO-International Standard Organization	www.iso.ch	Weltweites Normierungsinstitut
JAMA	http://jama.ama-assn.org	Zeitschrift der American medical Association
The Lancet	www.thelancet.com	Medizinisches Fachjournal
LEO Wörterbuch	http://dict.leo.org	Deutsch-Englisches Wörterbuch
The New England Journal of Medicine	www.nejm.org	Medizinisches Fachjournal
Pubmed	www.ncbi.nlm.nih.gov	Medline (u.a.)
Pubmedcentral	www.pubmedcentral.gov	Medizinische Zeitschriften (mit Volltext)
US National Library of Medicine	www.nlm.nih.gov	(Größte) Medizinische Datenbank (Medline, PubMed)
World Health Organization	www.who.int	Weltgesundheitsorganisation
England		
Anglo-German Medical Society	www.agms.net	Deutsch-Englische Ärztevereinigung (DEÄV) Informationen zum Arbeiten in Großbritannien
British Medical Association	www.bma.org.uk	Britische Ärztevereinigung
General Medical Council	www.gmc-uk.org	Entspricht der deutschen Ärztekammer
National Institute for Clinical Excellence	www.nice.org.uk	Gehört zum staatlichen Gesundheitssystem in GB, entwickelt Behandlungsleitlinien und spricht verbindliche Empfehlungen aus
Prodigy	www.prodigy.nhs.uk	Medizinische Datenbank

Royal Society of Medicine	www.roysocmed.ac.uk	Informationen zu Forschung und Lehre, sowie zum Beispiel ein breites Kursangebot für Ärzte, Zahnärzte und Medizinstudenten
USA		
Agency for Healthcare Research and Quality	www.ahcpr.gov	US-amerikanische Vereinigung, die gezielt Forschung durchführt, finanziert und katalogisiert
American Health Information Management Association	www.ahima.org	Informationsmanagement für klinische Forschung
American Medical Association	www.ama-assn.org	Vereinigung zur klinischen Qualitätssicherung
ANSI-American National Standards Institute	www.ansi.org	Standardisierungsorgan der USA, entspricht dem Deutschen Institut für Normierung (DIN)
National Institutes of Health	www.nih.gov	Gehört zum US-Gesundheitsministerium und ist zuständig für die Durchführung und die Unterstützung medizinischer Forschung
Primary Care Clinical Practice Guidelines	www.medicine.ucsf. edu/resources/ guidelines	Entwicklung von klinischen Leitlinien (University of California)
United States Department of Health and Human Services	www.hhs.gov	US-amerikanisches Gesundheitsministerium

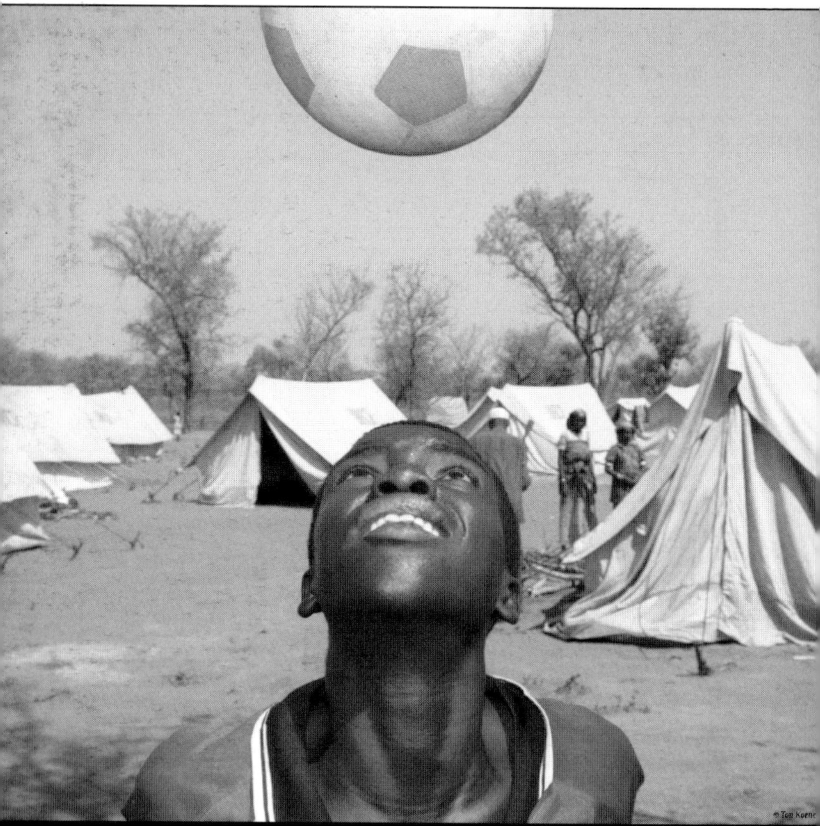

Werden Sie Teamplayer.

Mit Ärzte ohne Grenzen helfen Sie Menschen in Not.

Bitte schicken Sie mir unverbindlich

☐ allgemeine Informationen über Ärzte ohne Grenzen
☐ Informationen für einen Projekteinsatz
☐ Informationen zur Fördermitgliedschaft
☐ die Broschüre „Ein Vermächtnis für das Leben"

Name
_____

Anschrift
_____

_____

E-Mail
_____

Ärzte ohne Grenzen e.V.
Am Köllnischen Park 1 · 10179 Berlin
www.aerzte-ohne-grenzen.de

Spendenkonto 97 0 97
Sparkasse Bonn
BLZ 380 500 00

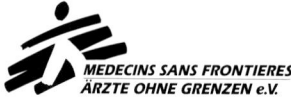
MEDECINS SANS FRONTIERES
ÄRZTE OHNE GRENZEN e.V.